Maigrir

Rapidement

Efficacement

Docteur Thomas PETIT

DÉDICACE

Je dédicace cet ouvrage à ma femme
et à mes enfants, Vik, Nina & Valentin

Ainsi qu'au Professeur André,
Notre Grand Chambellan Montréalais

Table des matières

Remerciements

Je tiens à remercier toutes les personnes qui ont partagé leur expérience, leur expertise et leurs connaissances sur la nutrition et la perte de poids. Je pense notamment à Sylvette, Andréa, Coralie, Kirua (dit la Machine). Vos conseils et vos encouragements ont été inestimables pour la rédaction de ce livre.

Je suis profondément reconnaissant envers les personnes qui ont eu le courage de partager leur parcours de perte de poids avec moi, en partageant leurs histoires, leurs défis et leurs succès. Vous êtes une source d'inspiration pour tous ceux qui cherchent à adopter un mode de vie plus sain. Vous êtes ma raison d'être.

Je souhaite également remercier les professionnels de la santé, tels que les nutritionnistes, les médecins et les entraîneurs personnels, qui ont consacré leur temps et leur expertise pour aider les gens à atteindre leurs objectifs de perte de poids. Votre travail est essentiel pour améliorer la santé et le bien-être de tant de personnes.

Avant-propos

Chère lectrice, cher lecteur,

Je suis ravi de vous présenter ce livre sur la perte de poids rapide et efficace. J'ai écrit ce livre avec l'intention de fournir une ressource pratique et accessible pour toute personne cherchant à perdre du poids et à améliorer sa santé. Je crois fermement que la perte de poids peut être une expérience positive et gratifiante, et j'espère que ce livre vous aidera à atteindre vos objectifs de perte de poids de manière efficace et durable.

Ce livre est basé sur des principes scientifiquement justes et à jour en matière de nutrition et d'activité physique. Les conseils pratiques présentés dans chaque chapitre sont conçus pour aider les lecteurs à adopter des habitudes alimentaires et de vie saine pour une perte de poids efficace.

J'ai également inclus des chapitres sur la gestion du stress, le sommeil et les compléments alimentaires, car ces facteurs peuvent avoir un impact important sur la perte de poids et la santé en général. En lisant ce livre, vous pourrez obtenir une vue d'ensemble complète sur la façon de perdre du poids de manière efficace, durable et saine.

Enfin, je tiens à souligner que la perte de poids n'est

pas une tâche facile. Cela nécessite de la patience, de la persévérance et une motivation solide. Ce livre est destiné à aider les lecteurs à surmonter les défis courants et à adopter des habitudes saines pour atteindre leur objectif de perte de poids. J'espère que ce livre sera une ressource utile et inspirante pour tous ceux qui cherchent à améliorer leur santé et leur bien-être.

Bonne lecture

Docteur Thomas PETIT

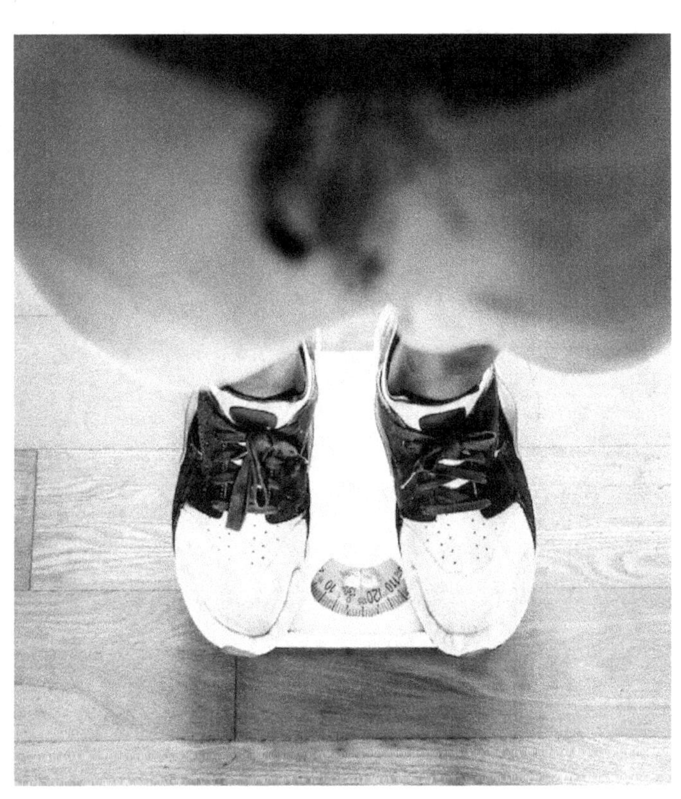

Source image : freepik.com

Introduction

Dans ce chapitre, vous apprendrez les principes de base de la perte de poids rapide et efficace. Vous comprendrez l'importance de la perte de poids pour la santé et les risques associés à l'excès de poids et à l'obésité. Vous découvrirez également les mythes courants sur la perte de poids, tels que les régimes miracles, les glucides et l'exercice physique, et les remplacerez par les réalités scientifiquement valides.

Enfin, vous apprendrez les principes de base pour perdre du poids efficacement et durablement. Vous découvrirez comment créer un déficit calorique, planifier les repas et les collations, boire suffisamment d'eau, maintenir une activité physique régulière et rester motivé. Ces principes vous aideront à créer un plan de perte de poids efficace et durable pour atteindre vos objectifs de santé et de bien-être.

Pourquoi la perte de poids est importante pour la santé ?

La perte de poids est un enjeu crucial de santé, que beaucoup de gens cherchent à atteindre, mais il est important de comprendre les raisons sous-jacentes de cette quête. Au-delà des considérations esthétiques, la perte de poids peut contribuer à réduire le risque de maladies chroniques, telles que le diabète, les maladies cardiaques et certains types de cancer, ainsi qu'à améliorer la qualité de vie de manière générale.

Le surpoids et l'obésité sont des facteurs de risque importants pour le développement du diabète de type 2. En effet, les cellules adipeuses produisent des hormones qui peuvent interférer avec la capacité de l'organisme à réguler le taux de sucre dans le sang. Avec le temps, cela peut conduire à une résistance à l'insuline, une condition dans laquelle l'organisme est incapable d'utiliser correctement l'insuline qu'il produit. Le diabète de type 2 peut entraîner des complications potentiellement graves, telles que des dommages aux vaisseaux sanguins et aux nerfs, ainsi qu'une altération des fonctions rénales.

Les maladies cardiaques sont également un risque majeur pour les personnes en surpoids ou obèses. L'excès de poids peut augmenter la charge sur le cœur, car il doit travailler plus dur pour pomper le sang dans tout le corps. Avec le temps, cela peut entraîner une hypertension artérielle, une cardiomyopathie (maladie du muscle cardiaque), une insuffisance cardiaque et d'autres problèmes de santé liés au cœur.

En plus de réduire le risque de maladies chroniques, la perte de poids peut également avoir des avantages psychologiques. Elle peut contribuer à améliorer l'estime de soi, la confiance en soi et le bien-être mental, ainsi que permettre une meilleure qualité de vie. Les personnes qui ont perdu du poids rapportent souvent une meilleure qualité de sommeil, une réduction du stress et une plus grande énergie et vitalité.

Cependant, il est important de comprendre que la perte de poids ne doit pas être le seul objectif de la santé. Une alimentation saine et équilibrée, ainsi qu'une activité physique régulière, sont également des éléments clés pour maintenir une santé optimale. En effet, la perte de poids ne doit pas être considérée comme un objectif isolé, mais plutôt comme un élément clé d'un mode de vie global sain.

Les mythes et réalités de la perte de poids

Il existe de nombreux mythes sur la perte de poids qui peuvent entraver les efforts de perte de poids d'une personne. Il est important de comprendre ces mythes et de les remplacer par les réalités de la perte de poids.

L'un des mythes les plus courants est celui des régimes miracles. Beaucoup de gens cherchent des solutions rapides pour perdre du poids, mais les régimes miracles sont souvent inefficaces et peuvent être dangereux pour la santé. Les régimes qui promettent une perte de poids rapide en quelques jours ou semaines sont souvent basés sur des restrictions caloriques extrêmes et ne sont pas durables à long terme. En outre, la restriction calorique extrême peut entraîner une perte de masse musculaire et une diminution du métabolisme, ce qui peut rendre la perte de poids ultérieure encore plus difficile.

Un autre mythe courant est que les glucides sont mauvais pour la perte de poids. Les glucides sont une source d'énergie importante pour le corps, et certains glucides, tels que ceux présents dans les fruits, les légumes et les grains entiers, sont très sains. Les glucides raffinés, tels que ceux trouvés dans les sucreries et les boissons gazeuses, sont riches en calories et pauvres en nutriments, et peuvent entraîner une prise de poids excessive. Cependant, ce n'est pas le cas pour tous les glucides, et il est important de comprendre la différence entre les bons et les mauvais glucides pour une alimentation saine et équilibrée.

Un troisième mythe est que l'exercice physique est la clé de la perte de poids. L'exercice physique est un élément important d'un mode de vie sain, mais il est souvent surestimé en tant que méthode de perte de poids. En effet, l'exercice peut augmenter l'appétit, ce qui peut rendre plus difficile la restriction calorique nécessaire pour perdre du poids. Cependant, l'exercice peut être un outil précieux pour maintenir la perte de poids et améliorer la santé générale. Plus de muscles, c'est aussi une consommation de base plus importante. Et cette consommation de base élevée aide à maintenir son poids de forme.

Les principes de base de la perte de poids

Pour perdre du poids efficacement, il est important de comprendre les principes de base de la perte de poids. Les principes suivants peuvent vous aider à créer un plan de perte de poids efficace :

1. Créer un déficit calorique : Pour perdre du poids, vous devez brûler plus de calories que vous n'en consommez. Cela peut être accompli en réduisant l'apport calorique par l'alimentation et en augmentant la dépense calorique par l'activité physique. Il est important de trouver un équilibre entre ces deux stratégies pour atteindre un déficit calorique sain et durable.

2. Planifier les repas et les collations : La planification des repas et des collations peut vous aider à contrôler les portions et à éviter les fringales. Il est important de manger des aliments sains et nutritifs, tels que des légumes, des fruits, des protéines maigres et des grains entiers, pour maintenir une alimentation équilibrée.

3. Boire suffisamment d'eau : Boire suffisamment d'eau peut aider à maintenir une bonne hydratation et à prévenir les fringales. En outre, l'eau peut aider à éliminer les toxines et les déchets du corps, ce qui peut contribuer à la perte de poids.

4. Maintenir une activité physique régulière : L'exercice peut aider à brûler des calories, à renforcer les muscles et à améliorer la santé globale. Il est recommandé de faire au moins 150

minutes d'activité physique modérée par semaine, telle que la marche rapide ou le vélo, pour maintenir une santé optimale.

5. Restez motivé : La motivation est un élément clé de la perte de poids. Il est important de définir des objectifs de perte de poids clairs et réalistes, et de célébrer les réussites tout au long du parcours. En outre, il est important de pratiquer l'autocompassion et de ne pas se décourager par les revers.

Comprendre les calories

Dans ce chapitre, vous apprendrez les principaux types de régimes alimentaires qui peuvent aider à la perte de poids rapide et efficace. Ces régimes incluent les régimes hypocaloriques, les régimes à faible teneur en glucides, les régimes pauvres en graisses, les régimes de jeûne intermittent, les régimes végétaliens et végétariens, ainsi que les régimes personnalisés. Chacun de ces régimes présente des avantages et des inconvénients qui doivent être pris en compte avant de choisir le régime le plus approprié pour chaque individu.

Il est important de noter que chaque individu est unique, et un régime alimentaire qui fonctionne pour une personne peut ne pas fonctionner pour une autre.

Il est recommandé de consulter un professionnel de la santé avant de commencer un nouveau régime pour s'assurer qu'il convient à vos besoins nutritionnels et à votre état de santé. En fin de compte, le régime alimentaire qui fonctionne le mieux pour vous est celui qui est durable et peut être maintenu à long terme.

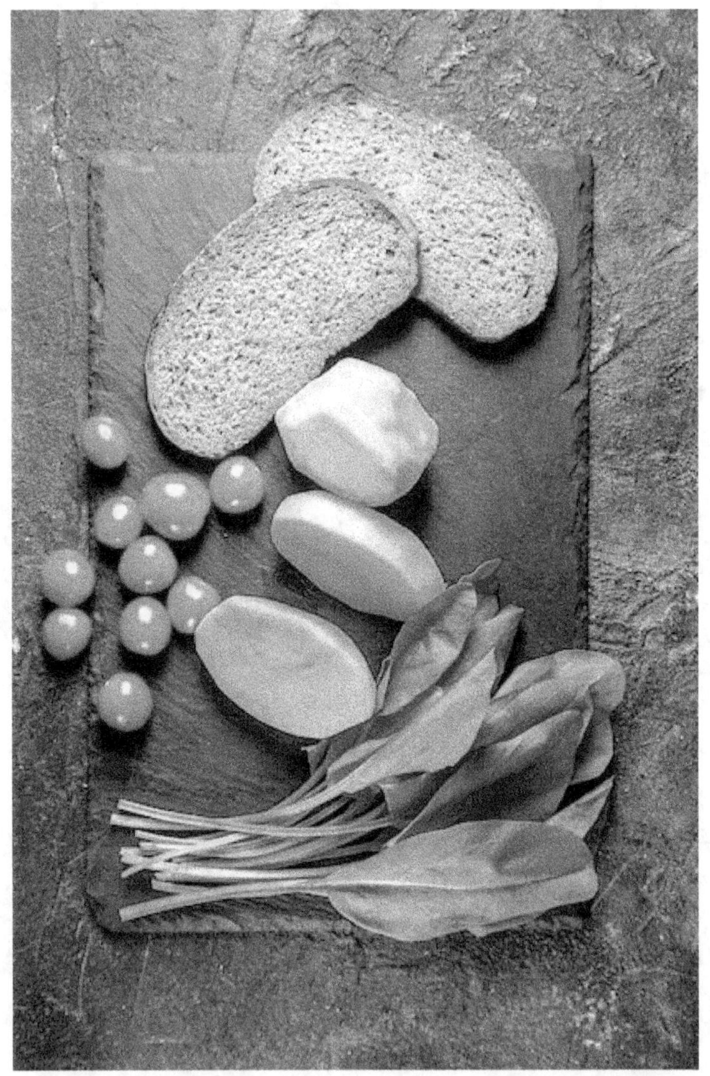

Source image freepik.com

Les régimes hypocaloriques

Les régimes hypocaloriques sont basés sur la restriction calorique, c'est-à-dire la réduction de l'apport calorique de l'alimentation. Ces régimes sont souvent prescrits pour perdre du poids rapidement, car la réduction de l'apport calorique crée un déficit calorique et entraîne une perte de poids.

Les régimes hypocaloriques peuvent être efficaces pour perdre du poids rapidement, mais ils présentent des avantages et des inconvénients. Les avantages comprennent une perte de poids rapide, une réduction de la graisse corporelle et une amélioration de certains facteurs de risque pour la santé, tels que la glycémie et le taux de cholestérol. Les inconvénients incluent une restriction calorique qui peut être difficile à suivre à long terme, une perte de masse musculaire, une diminution du métabolisme et une carence en nutriments.

Il existe plusieurs types de régimes hypocaloriques, dont les régimes très basses calories (VLCD), les régimes faibles en calories et les régimes de remplacement de repas. Les régimes VLCD sont très restrictifs et fournissent moins de 800 calories par jour. Ils sont souvent utilisés sous la supervision d'un professionnel de la santé pour des personnes obèses présentant des problèmes de santé graves, tels que le diabète ou l'hypertension artérielle. Les régimes faibles en calories sont moins restrictifs et fournissent environ 1200 à 1500 calories par jour. Ils peuvent être suivis à long terme pour perdre du poids lentement mais régulièrement. Les régimes de remplacement de repas, tels que les shakes et les barres de protéines, fournissent une quantité fixe de calories et peuvent être utilisés pour remplacer un ou deux repas par jour.

Pour suivre un régime hypocalorique, il est important de planifier les repas et les collations pour s'assurer que l'apport calorique est suffisant et que les nutriments sont équilibrés. Il est également important de surveiller les symptômes tels que la fatigue, les étourdissements et la faiblesse, qui peuvent indiquer une carence en nutriments.

Les régimes à faible teneur en glucides

Les régimes à faible teneur en glucides, également appelés régimes pauvres en glucides ou régimes cétogènes, sont basés sur la réduction de la consommation de glucides. Les glucides sont la principale source d'énergie pour le corps, mais les régimes à faible teneur en glucides se concentrent sur les protéines et les graisses pour fournir de l'énergie.

Les régimes à faible teneur en glucides peuvent être efficaces pour perdre du poids rapidement, car ils entraînent une réduction de l'apport calorique et une augmentation de la combustion des graisses. Les avantages de ces régimes comprennent une perte de poids rapide, une réduction de la graisse corporelle, une amélioration de la sensibilité à l'insuline et une réduction de l'inflammation. Les inconvénients incluent une diminution de l'apport en fibres, une augmentation de la consommation de graisses saturées et une carence en certains nutriments.

Il existe plusieurs types de régimes à faible teneur en glucides, tels que le régime Atkins, le régime cétogène, le régime paléo et le régime South Beach. Le régime Atkins est l'un des régimes les plus populaires et se concentre sur la réduction des glucides pour induire un état de cétose. Le régime cétogène est similaire au régime Atkins, mais est plus restrictif en termes de consommation de glucides. Le régime paléo se concentre sur la consommation d'aliments entiers et non transformés, tels que les viandes, les légumes et les noix, et exclut les aliments transformés et les céréales. Le régime South Beach est similaire au régime paléo, mais permet la consommation de certains types de glucides, tels que les fruits et les légumes.

Pour suivre un régime à faible teneur en glucides, il est important de planifier les repas et les collations pour s'assurer que l'apport en nutriments est suffisant. Les protéines doivent provenir de sources de qualité, telles que les viandes, les poissons et les noix, tandis que les graisses doivent provenir de sources saines, telles que les avocats et les noix. Les fruits et les légumes à faible teneur en glucides, tels que les épinards et les brocolis, doivent être consommés pour fournir des vitamines et des minéraux.

Les régimes pauvres en graisses

Les régimes pauvres en graisses sont basés sur la réduction de la consommation de graisses dans l'alimentation. Ces régimes sont souvent recommandés pour perdre du poids et améliorer la santé cardiaque, car une alimentation riche en graisses peut contribuer à l'accumulation de plaque dans les artères.

Les régimes pauvres en graisses peuvent être efficaces pour perdre du poids, mais ils présentent des avantages et des inconvénients. Les avantages comprennent une réduction des calories consommées, une perte de poids et une amélioration de la santé cardiaque. Les inconvénients incluent une diminution de l'apport en graisses saines, qui sont essentielles pour le bon fonctionnement du corps, et une diminution de la satisfaction alimentaire.

Il existe plusieurs types de régimes pauvres en graisses, dont le régime Ornish, le régime McDougall et le régime Pritikin. Le régime Ornish est basé sur la consommation d'aliments végétaux, tels que les fruits, les légumes, les céréales et les légumineuses, et la réduction de la consommation de graisses animales, de sucre et de sel. Le régime McDougall est similaire au régime Ornish, mais permet la consommation de glucides tels que les céréales et les légumineuses. Le régime Pritikin se concentre sur la consommation d'aliments entiers, tels que les fruits, les légumes et les céréales, et la réduction de la consommation de graisses animales et de sel.

Pour suivre un régime pauvre en graisses, il est important de planifier les repas et les collations pour s'assurer que l'apport en nutriments est suffisant. Les graisses doivent être limitées à 20-35 % de l'apport calorique total, ce qui signifie que les aliments riches en graisses, tels que les viandes grasses, les produits laitiers entiers et les aliments transformés, doivent être évités ou consommés avec modération. Les graisses saines, telles que les noix, les graines et les avocats, doivent être consommées pour fournir des acides gras essentiels et des vitamines liposolubles.

Les régimes de jeûne intermittent

Les régimes à jeun intermittent, également appelés régimes intermittents, sont basés sur des périodes de jeûne alternant avec des périodes de consommation alimentaire. Ces régimes ont gagné en popularité ces dernières années, car ils peuvent entraîner une perte de poids rapide et des bienfaits pour la santé, tels que l'amélioration de la sensibilité à l'insuline et la réduction de l'inflammation.

Les régimes à jeun intermittent impliquent une période de jeûne, suivie d'une période de consommation alimentaire. Il existe plusieurs méthodes de jeûne intermittent, telles que le jeûne 16/8, le jeûne 5:2 et le jeûne en alternance. Le jeûne 16/8 implique de jeûner pendant 16 heures et de consommer des aliments pendant une fenêtre de 8 heures chaque jour. Le jeûne 5:2 implique de manger normalement pendant cinq jours de la semaine et de jeûner pendant deux jours. Le jeûne en alternance implique de jeûner un jour sur deux.

Les régimes à jeun intermittent peuvent être efficaces pour perdre du poids, car ils réduisent l'apport calorique et augmentent la combustion des graisses. Les avantages de ces régimes comprennent une perte de poids rapide, une réduction de la graisse corporelle et une amélioration de la sensibilité à l'insuline. Les inconvénients incluent une difficulté à suivre un régime alimentaire strict, une sensation de faim pendant les périodes de jeûne et une baisse de l'énergie.

Pour suivre un régime à jeun intermittent, il est important de planifier les repas et les périodes de jeûne pour s'assurer que l'apport en nutriments est suffisant. Pendant les périodes de consommation alimentaire, il est important de manger des aliments sains et équilibrés pour fournir des nutriments et de l'énergie. Pendant les périodes de jeûne, il est important de rester hydraté et de consommer des boissons non caloriques, telles que l'eau, le thé et le café. ("10 stratégies fondées sur la science pour une perte de poids efficace")

Les régimes végétaliens et végétariens

Les régimes végétariens et végétaliens sont basés sur la consommation d'aliments d'origine végétale. Les régimes végétariens excluent la viande, le poisson et la volaille, tandis que les régimes végétaliens excluent tous les produits d'origine animale, y compris les produits laitiers, les œufs et le miel.

Les régimes végétariens et végétaliens peuvent être efficaces pour perdre du poids, car ils sont généralement riches en fibres, en nutriments et en faibles en calories. Les avantages de ces régimes comprennent une réduction des calories consommées, une réduction de la graisse corporelle et une amélioration de la santé globale. Les inconvénients incluent une diminution de l'apport en protéines, en vitamine B12 et en fer, qui sont souvent présents dans les aliments d'origine animale.

Il existe plusieurs types de régimes végétariens et végétaliens, tels que le régime lacto-ovo-végétarien, le régime pescétarien, le régime végétalien et le régime crudivore. Le régime lacto-ovo-végétarien permet la consommation de produits laitiers et d'œufs, tandis que le régime pescétarien permet la consommation de poisson. Le régime végétalien exclut tous les produits d'origine animale, tandis que le régime crudivore se concentre sur la consommation d'aliments crus.

Pour suivre un régime végétarien ou végétalien, il est important de planifier les repas et les collations pour s'assurer que l'apport en nutriments est suffisant. Les protéines doivent provenir de sources végétales, telles que les légumineuses, les noix et les graines. Les graisses doivent provenir de sources saines, telles que les avocats et les noix. Les vitamines et les minéraux doivent être obtenus à partir de fruits, de légumes, de céréales complètes et de suppléments si nécessaire.

Les régimes personnalisés

Les régimes personnalisés sont des plans alimentaires spécialement conçus pour répondre aux besoins individuels de chaque personne. Ces régimes prennent en compte des facteurs tels que le sexe, l'âge, le poids, le niveau d'activité physique, les préférences alimentaires et les objectifs de perte de poids. Les régimes personnalisés peuvent être efficaces pour perdre du poids, car ils sont conçus pour répondre aux besoins nutritionnels individuels de chaque personne.

Les régimes personnalisés peuvent être créés par un nutritionniste ou un diététicien, qui évaluera votre état de santé, vos antécédents médicaux, vos préférences alimentaires et votre style de vie. Ils peuvent également utiliser des outils tels que l'analyse de la composition corporelle, les tests de sensibilité alimentaire et l'analyse de l'indice glycémique pour créer un plan alimentaire sur mesure.

Les avantages des régimes personnalisés comprennent une réduction de l'apport calorique, une augmentation de la combustion des graisses, une amélioration de la sensibilité à l'insuline et une amélioration de la santé globale. Les inconvénients peuvent inclure un coût plus élevé et la nécessité d'une planification supplémentaire pour les repas et les collations.

Il est important de noter que les régimes personnalisés ne sont pas une solution miracle pour perdre du poids. Ils nécessitent un engagement et une discipline à long terme pour obtenir des résultats durables. Il est également important de travailler avec un professionnel de la santé qualifié pour créer un plan alimentaire sûr et efficace.

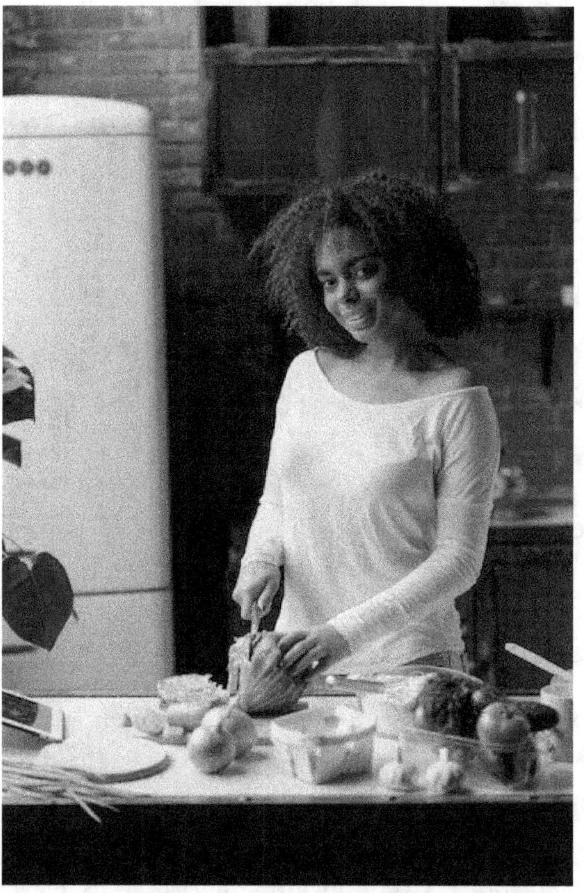

Source image freepik.com

Planification des repas et des collations

Dans ce chapitre, vous apprendrez à planifier et à préparer des repas et des collations sains pour maintenir un régime alimentaire équilibré tout en atteignant vos objectifs de perte de poids. Vous découvrirez comment établir un plan alimentaire hebdomadaire, comment faire des achats sains et peu coûteux, comment planifier des collations saines et comment choisir des aliments intelligents pour chaque repas. Vous apprendrez également comment adapter votre régime alimentaire en fonction de vos préférences et de votre style de vie pour une perte de poids durable.

En planifiant soigneusement vos repas et vos collations, vous pouvez maintenir un apport calorique équilibré tout en évitant les fringales malsaines. Les collations saines peuvent vous aider à maintenir votre énergie tout au long de la journée et à éviter les fringales, tandis que les choix alimentaires intelligents peuvent vous aider à atteindre vos objectifs de perte de poids tout en maintenant votre santé et votre énergie. Grâce aux astuces et aux conseils de ce chapitre, vous pourrez planifier et préparer des repas et des collations sains pour une perte de poids réussie et durable.

Établir un plan alimentaire hebdomadaire

L'établissement d'un plan alimentaire hebdomadaire peut vous aider à maintenir un apport calorique équilibré, à éviter les pièges de dernière minute et à améliorer vos choix alimentaires. Pour établir un plan alimentaire hebdomadaire efficace, vous pouvez commencer par déterminer combien de repas et de collations vous devriez consommer chaque jour, en fonction de vos besoins en calories. Vous pouvez utiliser des outils en ligne pour calculer vos besoins en calories, ou travailler avec un professionnel de la santé pour établir un plan personnalisé.

Une fois que vous avez déterminé votre apport calorique quotidien, vous pouvez commencer à planifier vos repas et vos collations pour la semaine à venir. Vous pouvez commencer par planifier les repas pour les jours où vous êtes le plus occupé, afin de vous assurer d'avoir des options saines et équilibrées à portée de main. Vous pouvez également prévoir des repas et des collations de rechange en cas d'imprévus, comme une réunion de travail tardive ou un embouteillage sur le chemin du retour.

Il est important de choisir des aliments sains et équilibrés pour chaque repas et collation, en incluant une variété de fruits, de légumes, de protéines maigres, de grains entiers et de graisses saines. Vous pouvez également choisir des recettes simples et faciles à préparer pour économiser du temps et éviter de tomber dans des pièges courants tels que les aliments transformés et les aliments riches en calories.

Achats et préparation des aliments

Les choix que vous faites lors de vos achats alimentaires peuvent avoir un impact significatif sur votre apport calorique, votre santé et vos objectifs de perte de poids. Pour acheter des aliments sains et équilibrés, vous pouvez commencer par établir une liste de courses et respecter cette liste. Cela peut vous aider à éviter les achats impulsifs et à vous concentrer sur les aliments sains dont vous avez besoin. Vous pouvez également choisir des aliments frais plutôt que des aliments transformés et choisir des aliments entiers plutôt que des aliments raffinés.

La préparation des aliments est également importante pour maintenir des choix alimentaires sains. Lors de la préparation des aliments, il est important de choisir des méthodes de cuisson saines, telles que la cuisson à la vapeur, la cuisson au four ou le grillage. Évitez les méthodes de cuisson riches en matières grasses, telles que la friture ou la cuisson au beurre. Il est également important de choisir des portions de taille appropriée pour chaque repas et de ne pas manger plus que ce dont vous avez besoin.

<u>Comment acheter des produits sains et peu chers ?</u>

1. Achetez des aliments frais et de saison : Les aliments de saison sont souvent moins chers car ils ne nécessitent pas d'être importés de loin. De plus,

ils ont souvent une meilleure saveur et une meilleure qualité nutritionnelle. Par exemple, les fruits et légumes de saison sont souvent moins chers et plus savoureux que les versions importées.

2. Achetez des marques de distributeur : Les marques de distributeur sont souvent moins chères que les marques de nom. Cependant, assurez-vous de lire les étiquettes pour vous assurer que les ingrédients sont sains.

3. Achetez en vrac : L'achat en vrac est souvent moins cher car vous pouvez acheter la quantité exacte dont vous avez besoin. De plus, cela peut réduire les déchets d'emballage.

4. Planifiez vos repas et vos collations : La planification des repas et des collations peut vous aider à éviter les achats impulsifs et à acheter uniquement ce dont vous avez besoin. Assurez-vous d'inclure des aliments sains dans votre liste d'achats.

5. Faites des achats dans les magasins discount : Les magasins discount proposent souvent des aliments sains à des prix plus bas que les supermarchés traditionnels. Cependant, assurez-vous de lire les étiquettes pour vous assurer que les ingrédients sont sains.

6. Utilisez des coupons et des remises : Les coupons et les remises peuvent vous aider à économiser de l'argent sur les aliments sains. Recherchez les offres sur les sites web des fabricants ou dans les journaux locaux.

Il est également important de savoir comment conserver les aliments de manière saine. Les fruits et légumes frais doivent être conservés dans un endroit frais et sec, tandis que les aliments transformés doivent être conservés dans un endroit sec et frais à l'abri de la lumière directe du soleil. Les aliments frais peuvent être conservés au réfrigérateur ou au congélateur pour prolonger leur durée de conservation. Il est important de respecter les dates de péremption et d'éviter de manger des aliments qui ont été conservés trop longtemps.

Collations saines

Les collations saines peuvent vous aider à maintenir votre énergie tout au long de la journée et à éviter les fringales malsaines. Les collations saines devraient être nutritives et rassasiantes, tout en étant faibles en calories. Les collations saines peuvent inclure des fruits frais, des légumes coupés en dés, des noix, des graines et des produits laitiers faibles en gras.

Il est important de planifier les collations tout au long de la journée pour éviter les fringales et les choix malsains. Vous pouvez prévoir des collations pour la matinée, l'après-midi et le soir, selon vos besoins en calories et votre horaire. Les collations saines peuvent aider à maintenir votre apport calorique équilibré, ce qui peut vous aider à atteindre vos objectifs de perte de poids.

Les collations saines peuvent également aider à stimuler votre métabolisme et à maintenir votre taux de glycémie stable. Les collations riches en protéines et en fibres peuvent vous aider à vous sentir rassasié plus longtemps, ce qui peut vous aider à éviter les fringales malsaines. Les fruits et légumes frais sont riches en vitamines et en minéraux, ce qui peut aider à maintenir votre santé globale. ("Comment Utiliser un Régime Alimentaire Spécial Pour Maigrir Vite?")

Choix alimentaires intelligents

Dans ce chapitre, vous allez apprendre comment faire des choix alimentaires intelligents pour soutenir vos objectifs de perte de poids et maintenir votre santé globale. Vous allez découvrir les bases des choix alimentaires intelligents et comment appliquer ces principes aux repas, aux collations et aux boissons. Vous apprendrez également à faire des choix alimentaires intelligents pour les repas de restauration rapide et les repas au restaurant.

En utilisant les principes des choix alimentaires intelligents, vous pouvez faire des choix alimentaires sains et nutritifs tout en atteignant vos objectifs de perte de poids. En planifiant des repas et des collations saines, en faisant des choix alimentaires sains pour le petit déjeuner, le déjeuner et le dîner, et en choisissant des boissons faibles en calories et riches en nutriments, vous pouvez maintenir votre énergie tout au long de la journée et éviter les fringales malsaines. Avec les informations et les conseils de ce chapitre, vous pouvez faire des choix alimentaires intelligents pour soutenir votre santé et vos objectifs de perte de poids.

Les bases de choix alimentaires intelligents

Les bases des choix alimentaires intelligents sont des connaissances clés pour choisir des aliments sains et nutritifs. Les principales bases des choix alimentaires intelligents incluent la pyramide alimentaire, les étiquettes nutritionnelles et les listes d'ingrédients, ainsi que les portions de taille appropriée.

Figure 1 - Pyramide Alimentaire - source de l'image : Freepik.com

La pyramide alimentaire est un guide utile pour comprendre les groupes alimentaires et les quantités appropriées de chaque groupe alimentaire que vous devriez consommer chaque jour.

La pyramide alimentaire met l'accent sur la consommation de légumes et de fruits, de céréales complètes, de sources de protéines maigres et de produits laitiers faibles en gras. En suivant la pyramide alimentaire, vous pouvez être sûr d'obtenir tous les nutriments essentiels et de maintenir un apport calorique équilibré.

Les étiquettes nutritionnelles et les listes d'ingrédients sont également des outils importants pour choisir des aliments sains. Les étiquettes nutritionnelles indiquent la quantité de calories, de matières grasses, de glucides et de protéines dans une portion donnée, ainsi que la quantité de nutriments, tels que les vitamines et les minéraux. Les listes d'ingrédients indiquent tous les ingrédients contenus dans un aliment, ce qui peut vous aider à éviter les aliments transformés et les additifs nocifs.

Enfin, les portions de taille appropriée sont une autre base importante des choix alimentaires intelligents. Il est important de comprendre les quantités appropriées de chaque groupe alimentaire pour éviter de consommer trop de calories. Vous pouvez utiliser des outils tels que des tasses à mesurer et des balances pour mesurer les portions et ajuster votre apport calorique en conséquence.

Les choix alimentaires intelligents pour le petit déjeuner

Le petit déjeuner est souvent considéré comme le repas le plus important de la journée. Les choix alimentaires intelligents pour le petit déjeuner peuvent vous aider à maintenir votre énergie tout au long de la journée et à éviter les fringales malsaines. Les choix sains pour le petit déjeuner incluent des céréales riches en fibres, des produits laitiers faibles en gras, des fruits frais, des noix, des œufs et des sources de protéines maigres.

Les céréales riches en fibres sont une option saine pour le petit déjeuner. Les céréales riches en fibres peuvent vous aider à maintenir votre digestion, à vous sentir rassasié plus longtemps et à éviter les fringales malsaines. Recherchez des céréales avec au moins 3 grammes de fibres par portion et sans sucre ajouté.

Les produits laitiers faibles en gras sont une autre option saine pour le petit déjeuner. Les produits laitiers peuvent fournir des protéines et du calcium pour soutenir la santé des os et des muscles. Choisissez des produits laitiers faibles en gras, tels que le lait écrémé ou les yaourts grecs faibles en gras.

Les fruits frais et les noix sont également des choix sains

pour le petit déjeuner. Les fruits frais fournissent des vitamines et des antioxydants pour soutenir la santé globale, tandis que les noix fournissent des graisses saines pour le cœur et des protéines pour aider à maintenir la satiété.

Les œufs et les sources de protéines maigres sont également des choix sains pour le petit déjeuner. Les œufs sont riches en protéines et en nutriments essentiels, tandis que les sources de protéines maigres, telles que le poulet et le poisson, peuvent fournir des nutriments pour maintenir votre énergie tout au long de la journée.

En choisissant des aliments sains et nutritifs pour le petit déjeuner, vous pouvez maintenir votre énergie tout au long de la journée et éviter les fringales malsaines. Les céréales riches en fibres, les produits laitiers faibles en gras, les fruits frais, les noix, les œufs et les sources de protéines maigres sont tous des choix sains pour le petit déjeuner. Consommer une variété d'aliments sains peut vous aider à atteindre vos objectifs de perte de poids tout en maintenant votre santé et votre énergie.

Les choix alimentaires intelligents pour le déjeuner et le dîner

Les choix alimentaires intelligents pour le déjeuner et le dîner sont essentiels pour maintenir un régime alimentaire équilibré tout en atteignant vos objectifs de perte de poids. Les choix sains pour le déjeuner et le dîner incluent des sources de protéines maigres, des légumes riches en nutriments, des grains entiers et des graisses saines pour le cœur.

Les sources de protéines maigres sont une option saine pour le déjeuner et le dîner. Les protéines maigres, telles que le poulet, le poisson et le tofu, peuvent vous aider à vous sentir rassasié plus longtemps et à maintenir votre masse musculaire tout en fournissant des nutriments essentiels.

Les légumes riches en nutriments sont une autre option saine pour le déjeuner et le dîner. Les légumes sont riches en vitamines, minéraux et fibres pour maintenir votre santé globale. Les légumes peuvent également vous aider à maintenir votre apport calorique en mangeant des aliments sains et rassasiants.

Les grains entiers sont une autre option saine pour le déjeuner et le dîner. Les grains entiers sont riches en fibres et peuvent aider à maintenir votre digestion et votre satiété. Les grains entiers, tels que le riz brun, le quinoa et le pain de blé entier, peuvent également fournir des nutriments essentiels pour maintenir votre santé.

Les graisses saines pour le cœur sont également importantes pour les choix alimentaires intelligents pour le déjeuner et le dîner. Les graisses saines pour le cœur, telles que les avocats, les noix et les huiles d'olive, peuvent aider à maintenir la santé du cœur et à fournir des nutriments essentiels pour maintenir votre énergie tout au long de la journée.

Les choix alimentaires intelligents pour les collations

Les collations peuvent être un moyen efficace de combler les petites faims et de maintenir votre énergie tout au long de la journée. Les choix alimentaires intelligents pour les collations peuvent vous aider à atteindre vos objectifs de perte de poids tout en évitant les collations malsaines et riches en calories. Les choix sains pour les collations incluent des fruits frais, des légumes, des noix et des graines, des produits laitiers faibles en gras et des protéines maigres.

Les fruits frais sont une option saine pour les collations. Les fruits peuvent fournir des vitamines, des minéraux et des antioxydants pour maintenir votre santé globale. Les fruits peuvent également fournir des fibres pour maintenir votre digestion et votre satiété.

Les légumes sont également une option saine pour les collations. Les légumes peuvent fournir des fibres, des vitamines et des minéraux pour soutenir la santé globale. Les légumes peuvent également fournir des collations faibles en calories pour vous aider à maintenir votre apport calorique.

Les noix et les graines sont une autre option saine pour les collations. Les noix et les graines fournissent des graisses saines pour le cœur et des protéines pour maintenir votre énergie tout au long de la journée. Les noix et les graines peuvent également vous aider à vous sentir rassasié plus longtemps et à éviter les fringales malsaines.

Les produits laitiers faibles en gras sont également une option saine pour les collations. Les produits laitiers peuvent fournir des protéines et du calcium pour maintenir la santé des os et des muscles. Les produits laitiers faibles en gras, tels que les yaourts grecs et les fromages faibles en gras, peuvent être une option saine pour les collations.

Les protéines maigres sont également une option saine pour les collations. Les protéines maigres, telles que le poulet grillé et les œufs durs, peuvent vous aider à vous sentir rassasié plus longtemps tout en fournissant des nutriments essentiels.

En choisissant des collations saines et nutritives, vous pouvez maintenir votre énergie tout au long de la journée et éviter les fringales malsaines. Les fruits frais, les légumes, les noix et les graines, les produits laitiers faibles en gras et les protéines maigres sont tous des choix sains pour les collations. Consommer une variété d'aliments sains peut vous aider à atteindre vos objectifs de perte de poids tout en maintenant votre santé et votre énergie.

Les choix alimentaires intelligents pour les boissons

Les boissons que vous consommez tout au long de la journée peuvent également avoir un impact sur vos objectifs de perte de poids et sur votre santé globale. Les choix alimentaires intelligents pour les boissons incluent des options faibles en calories et riches en nutriments, telles que l'eau, le thé, le café et les jus de fruits frais.

L'eau est l'une des boissons les plus importantes pour maintenir votre santé globale. L'eau aide à maintenir l'hydratation, ce qui peut aider à maintenir votre énergie tout au long de la journée et à maintenir votre digestion. L'eau est également faible en calories, ce qui peut vous aider à maintenir votre apport calorique et à atteindre vos objectifs de perte de poids.

Le thé et le café sont également des options saines pour les boissons. Les thés peuvent fournir des antioxydants pour maintenir la santé globale, tandis que le café peut fournir de la caféine pour stimuler l'énergie tout en améliorant la concentration. Cependant, il est important de consommer ces boissons avec modération et de surveiller votre consommation de sucre et de lait ajoutés.

Les jus de fruits frais peuvent également être une option saine pour les boissons. Ils peuvent fournir des vitamines et des minéraux essentiels pour maintenir votre santé globale. Cependant, vigilance, ils sont parfois très riches en sucre naturel.

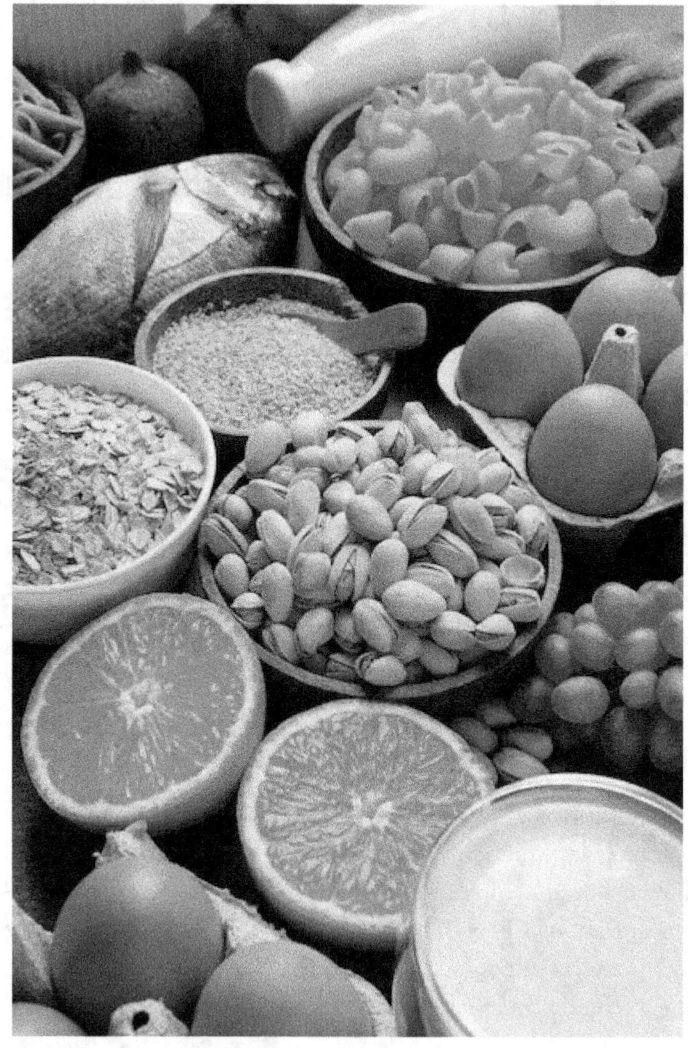

Source image freepik.com

Les macronutriments

Dans ce chapitre, vous allez apprendre les bases des macronutriments, y compris les glucides, les lipides et les protéines, ainsi que leur rôle dans notre alimentation. Vous découvrirez comment chaque macronutriment affecte notre corps, et quelles quantités nous devrions consommer pour maintenir une alimentation saine et équilibrée.

En outre, ce chapitre vous aidera à comprendre l'importance des calories dans notre alimentation, comment elles affectent notre poids et notre santé globale, ainsi que les choix alimentaires intelligents que vous pouvez faire pour vous assurer que vous consommez des aliments riches en nutriments. Enfin, vous en apprendrez davantage sur les fibres alimentaires et leur rôle dans la digestion et la prévention des maladies chroniques. Ce chapitre vous fournira une base solide pour comprendre les macronutriments et comment les inclure dans une alimentation saine et équilibrée.

Introduction aux macronutriments

Les macronutriments sont les nutriments dont le corps a besoin en grandes quantités pour fournir de l'énergie, construire des tissus et soutenir des fonctions corporelles importantes. Les trois principaux macronutriments sont les glucides, les lipides et les protéines, tandis que les fibres alimentaires sont également un type important de glucide qui joue un rôle clé dans la digestion et la santé intestinale.

Chacun des macronutriments joue un rôle important dans le corps et une quantité adéquate de chaque nutriment est essentielle pour maintenir une santé optimale. Les glucides fournissent de l'énergie pour le corps, tandis que les lipides jouent un rôle dans la production d'hormones et la construction de tissus. Les protéines sont également importantes pour la construction de tissus et jouent un rôle clé dans la réparation et la croissance musculaires.

En comprenant les bases des macronutriments et de leur rôle dans le corps, nous pouvons mieux comprendre comment équilibrer notre alimentation pour atteindre nos objectifs de santé et de perte de poids. En planifiant des repas équilibrés et en faisant des choix alimentaires intelligents, nous pouvons nous assurer que nous consommons une quantité adéquate de chaque macronutriment et que nous maintenons une alimentation saine et nutritive.

Les glucides

Les glucides sont un type de macronutriment que l'on trouve dans de nombreux aliments, y compris les fruits, les légumes, les grains entiers et les produits laitiers. Ils sont l'une des principales sources d'énergie pour le corps et fournissent également des fibres alimentaires importantes qui soutiennent une digestion saine. Il existe deux types de glucides : les sucres simples et les glucides complexes.

Les sucres simples se trouvent dans les aliments tels que les boissons sucrées, les bonbons et les pâtisseries. Bien qu'ils fournissent de l'énergie rapide pour le corps, ils sont souvent considérés comme des calories vides car ils ont peu ou pas de nutriments. Les glucides complexes, en revanche, se trouvent dans les aliments tels que les légumes, les légumineuses et les grains entiers, et sont souvent considérés comme des choix alimentaires plus sains car ils fournissent également des fibres, des vitamines et des minéraux importants pour la santé.

Bien que les glucides soient importants pour l'énergie et la santé globale, les régimes à faible teneur en glucides sont de plus en plus populaires. Ces régimes limitent la consommation de glucides et encouragent une consommation plus élevée de protéines et de graisses. Bien qu'ils puissent aider à la perte de poids à court terme, les régimes à faible teneur en glucides ne sont pas recommandés pour une utilisation à long terme, car ils peuvent entraîner des carences en nutriments et d'autres problèmes de santé. En général, il est recommandé de consommer une quantité modérée de glucides complexes dans le cadre d'une alimentation équilibrée et saine.

Les lipides

Les lipides sont un autre type important de macronutriment que l'on trouve dans de nombreux aliments. Les lipides, également connus sous le nom de graisses, sont importants pour la santé car ils sont une source importante d'énergie pour le corps et jouent un rôle clé dans la construction des cellules, la régulation hormonale et la protection des organes. Cependant, tous les types de lipides ne sont pas égaux en termes de santé.

Il existe différents types de lipides, notamment les graisses saturées, les graisses trans et les graisses insaturées. Les graisses saturées, que l'on trouve dans les viandes grasses, les produits laitiers riches en matières grasses et les huiles de noix de coco et de palme, sont souvent considérées comme des graisses malsaines car elles peuvent augmenter le taux de cholestérol dans le sang et le risque de maladies cardiaques. Les graisses trans, que l'on trouve dans les aliments transformés et les fast-foods, sont également associées à des risques pour la santé.

Les graisses insaturées, en revanche, sont considérées comme des graisses plus saines pour le corps. Elles sont trouvées dans les noix, les graines, l'avocat, les poissons gras et les huiles d'olive et de canola. Les graisses insaturées peuvent aider à réduire le taux de cholestérol et le risque de maladies cardiaques.

Les protéines

Les protéines sont un autre type important de macronutriment qui joue un rôle essentiel dans la croissance et la réparation des tissus corporels, ainsi que dans la production d'enzymes et d'hormones. Les protéines sont constituées de chaînes d'acides aminés et sont présentes dans de nombreux aliments, tels que les viandes, les poissons, les produits laitiers, les légumineuses et les noix.

Il est important de consommer suffisamment de protéines pour maintenir une santé optimale, mais la quantité exacte de protéines nécessaire varie en fonction de nombreux facteurs, tels que l'âge, le poids et l'activité physique. Les régimes à haute teneur en protéines sont souvent promus pour la perte de poids et la construction musculaire, mais des quantités excessives de protéines peuvent entraîner des effets négatifs pour la santé.

Il est important de choisir des sources de protéines saines, telles que les poissons gras, les légumineuses et les noix, qui sont également riches en nutriments importants tels que les acides gras oméga-3 et les fibres alimentaires. En équilibrant la quantité de protéines consommées avec les autres macronutriments et en choisissant des sources de protéines saines, nous pouvons maintenir une alimentation saine et nutritive pour la santé à long terme.

Les fibres alimentaires

Les fibres alimentaires sont un type de nutriment que l'on trouve dans les aliments d'origine végétale, tels que les fruits, les légumes, les noix et les grains entiers. Les fibres sont importantes pour la digestion, la régulation du taux de sucre dans le sang, la prévention des maladies cardiaques et le maintien d'un poids santé.

Il existe deux types de fibres alimentaires : les fibres solubles et les fibres insolubles. ("Les fibres alimentaires | Diabète Québec") Les fibres solubles, que l'on trouve dans les haricots, les pommes et les avocats, se dissolvent dans l'eau et forment une substance gélatineuse dans l'intestin. Les fibres insolubles, que l'on trouve dans les grains entiers et les légumes, ne se dissolvent pas dans l'eau et ajoutent du volume aux selles pour aider à prévenir la constipation.

Les aliments riches en fibres peuvent aider à maintenir un système digestif sain, à réguler le taux de sucre dans le sang et à prévenir les maladies cardiaques. Les fibres peuvent également aider à contrôler l'appétit en aidant à se sentir rassasié plus longtemps, ce qui peut aider à maintenir un poids santé.

Les recommandations nutritionnelles actuelles suggèrent de consommer environ 25 grammes de fibres par jour pour les femmes et environ 38 grammes pour les hommes. Cependant, de nombreuses personnes ne consomment pas suffisamment de fibres dans leur alimentation. En incluant des aliments riches en fibres dans notre alimentation quotidienne, tels que les fruits, les légumes, les noix et les grains entiers, nous pouvons maintenir un système digestif sain, prévenir les maladies chroniques et maintenir un poids santé.

Les calories

Les calories sont une unité de mesure de l'énergie contenue dans les aliments que nous consommons. Bien que la quantité de calories dont nous avons besoin varie en fonction de nombreux facteurs, tels que l'âge, le sexe, le poids et le niveau d'activité physique, il est important de comprendre l'impact des calories sur notre santé globale.

La surconsommation de calories peut entraîner un gain de poids et des problèmes de santé, tels que le diabète de type 2, les maladies cardiaques et l'hypertension artérielle. Cependant, il est également important de consommer suffisamment de calories pour soutenir nos besoins en énergie et nos fonctions corporelles.

Il est recommandé de maintenir un équilibre calorique, en consommant suffisamment de calories pour répondre à nos besoins, mais pas trop pour entraîner une prise de poids. La quantité de calories dont nous avons besoin dépend de nombreux facteurs, mais un moyen de déterminer une estimation approximative est de calculer le taux métabolique de base, qui est le nombre de calories que le corps brûle simplement en se reposant. Ensuite, nous pouvons ajuster notre apport calorique en fonction de notre niveau d'activité physique et de nos objectifs de santé.

Il est également important de considérer la qualité des calories que nous consommons. Les aliments riches en nutriments, tels que les fruits, les légumes, les grains entiers et les protéines maigres, sont des choix alimentaires plus sains que les aliments transformés riches en calories vides, tels que les bonbons, les pâtisseries et les boissons sucrées.

En comprenant les calories et leur impact sur notre santé globale, nous pouvons faire des choix alimentaires plus éclairés pour maintenir une alimentation équilibrée et saine.

L'exercice physique

Dans ce chapitre, vous apprendrez l'importance de l'exercice physique pour maintenir une bonne santé physique et mentale. Nous explorerons les différents types d'exercices physiques, y compris l'aérobie, la musculation, les exercices de flexibilité et d'équilibre, ainsi que les avantages pour la santé que chacun peut apporter. Vous découvrirez également comment planifier un programme d'exercice physique, y compris comment choisir le bon type d'exercice, comment élaborer un calendrier et comment suivre vos progrès. Nous discuterons également des erreurs courantes à éviter lors de la pratique de l'exercice physique et de la manière de rester motivé pour maintenir une routine d'exercice régulière. Enfin, nous aborderons l'importance de l'hydratation pendant l'exercice physique et comment éviter les blessures. En suivant les conseils de ce chapitre, vous serez en mesure de créer une routine d'exercice physique personnalisée qui vous aidera à atteindre vos objectifs de santé et de bien-être.

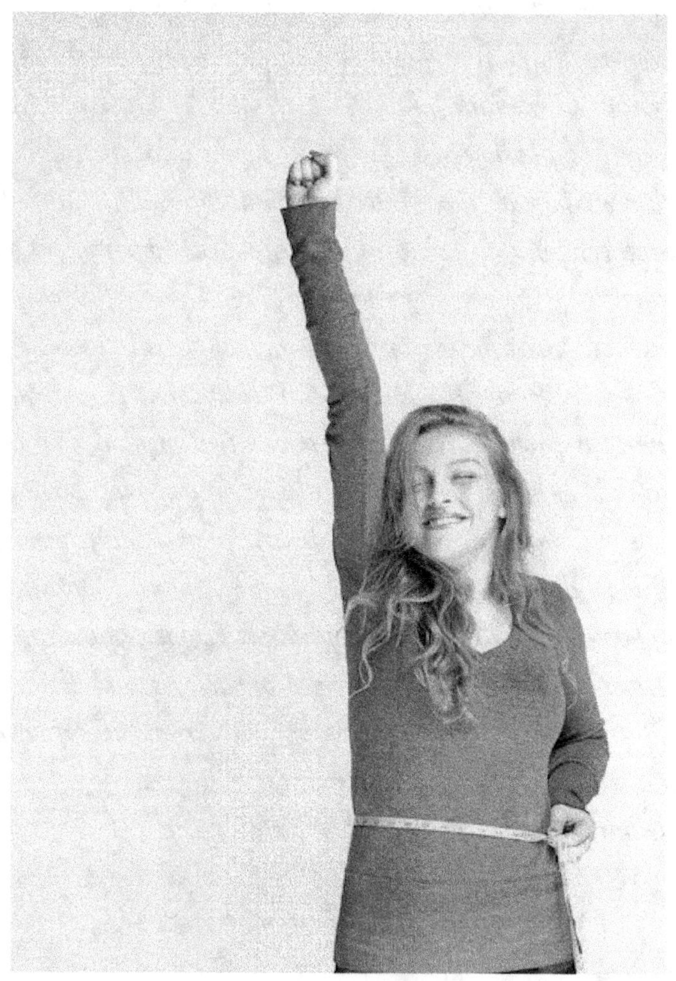

Source image freepik.com

Les avantages de l'exercice physique pour la santé

L'exercice physique est essentiel pour maintenir une bonne santé et un bien-être général. ("Les avantages de l'exercice physique pour votre santé mentale et physique") Les avantages de l'exercice physique sont nombreux et variés, et affectent tous les aspects de notre vie, de la santé physique à la santé mentale.

Tout d'abord, l'exercice physique est essentiel pour maintenir une santé cardiaque optimale. L'exercice régulier peut réduire le risque de maladies cardiaques en renforçant le muscle cardiaque, en abaissant la pression artérielle et en réduisant le taux de cholestérol dans le sang. En outre, l'exercice physique peut améliorer la capacité pulmonaire, augmentant ainsi l'apport d'oxygène dans le corps et améliorant la respiration.

L'exercice physique peut également améliorer la santé musculosquelettique, en renforçant les muscles et les os. L'exercice régulier peut réduire le risque d'ostéoporose et d'autres problèmes musculosquelettiques en augmentant la densité osseuse et en renforçant les muscles.

En outre, l'exercice physique peut améliorer la santé mentale. L'exercice régulier peut aider à réduire le stress et l'anxiété en libérant des endorphines, les hormones du bonheur, dans le cerveau. Il peut également améliorer l'estime de soi et l'humeur en général, ce qui peut avoir un impact positif sur la qualité de vie.

"Enfin, l'exercice physique peut aider à maintenir un poids santé et à prévenir l'obésité." ("Comment se mettre en forme et rester motivé pour l'exercice physique") En combinant l'exercice régulier avec une alimentation saine et équilibrée, il est possible de perdre du poids ou de maintenir un poids santé. L'exercice physique peut également améliorer le métabolisme et augmenter la dépense énergétique, aidant ainsi à brûler plus de calories.

En somme, l'exercice physique est essentiel pour maintenir une bonne santé et un bien-être général. En intégrant l'exercice régulier dans notre vie quotidienne, nous pouvons améliorer notre santé cardiaque, musculosquelettique et mentale, ainsi que prévenir l'obésité et maintenir un poids santé.

Les différents types d'exercice physique

Il existe différents types d'exercice physique, chacun ayant ses propres avantages et limites. Il est important de comprendre les différents types d'exercice physique pour déterminer quel type convient le mieux à votre condition physique, vos objectifs et vos préférences personnelles.

L'exercice aérobie est un type d'exercice qui implique des activités qui augmentent le rythme cardiaque et la respiration. Les activités aérobies courantes comprennent la course à pied, le cyclisme, la natation et la danse aérobique. L'exercice aérobie est essentiel pour améliorer la santé cardiaque et pulmonaire, ainsi que pour brûler des calories et perdre du poids.

L'exercice de résistance, également appelé entraînement de force ou musculation, est un type d'exercice qui utilise la résistance pour renforcer les muscles. Les activités de résistance courantes comprennent l'haltérophilie, les exercices de poids corporel tels que les pompes et les squats, et l'utilisation de machines de musculation. L'exercice de résistance est essentiel pour renforcer les muscles et les os, ainsi que pour améliorer la posture et la force physique globale.

L'exercice de flexibilité, également appelé étirement, est un type d'exercice qui améliore la mobilité et la souplesse des muscles et des articulations. Les activités de flexibilité courantes comprennent le yoga, le Pilates et les étirements statiques. L'exercice de flexibilité est essentiel pour prévenir les blessures et améliorer la mobilité et la posture.

L'exercice de stabilité, également appelé entraînement de l'équilibre, est un type d'exercice qui améliore l'équilibre et la coordination. Les activités de stabilité courantes comprennent la marche sur une ligne, l'utilisation de boules d'équilibre, et les exercices de yoga. L'exercice de stabilité est essentiel pour prévenir les chutes et améliorer l'équilibre et la coordination.

L'entraînement en intervalles de haute intensité (HIIT) est un type d'exercice qui alterne des périodes d'exercice aérobique intense avec des périodes de récupération active. Les activités courantes incluent la course en sprint, le cyclisme en intervalles, et les entraînements de saut. L'entraînement en HIIT est essentiel pour brûler des calories, améliorer la santé cardiaque et pulmonaire, et augmenter le métabolisme.

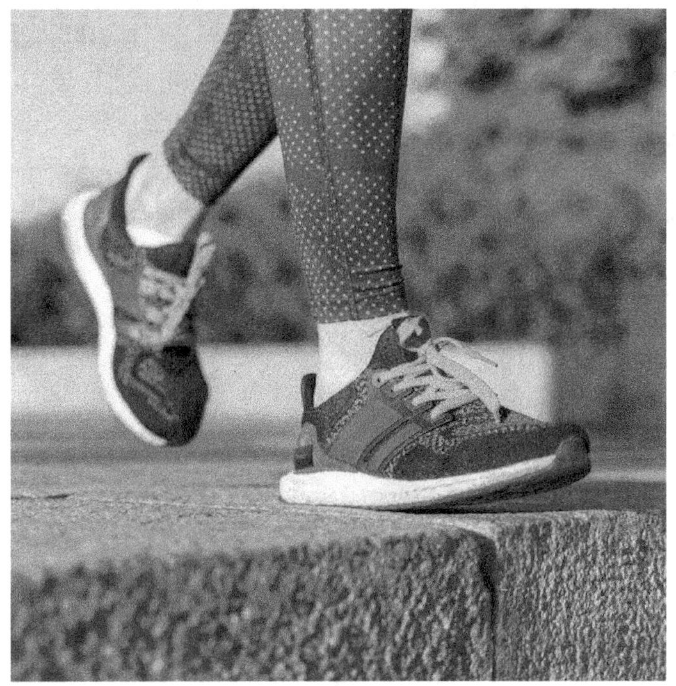

Source image freepik.com

<u>Exemple d'activités dans le cadre d'une reprise pour une personne peu active :</u>

Jour	*Activité*
Jour 1	15 minutes de marche à rythme modéré
Jour 2	Jour de repos
Jour 3	20 minutes de marche à rythme modéré
Jour 4	Jour de repos
Jour 5	25 minutes de marche à rythme modéré
Jour 6	Jour de repos
Jour 7	30 minutes de marche à rythme modéré

Jour	**Activité**
Jour 8	20 minutes de marche à rythme modéré + 5 minutes de course à pied à faible intensité
Jour 9	Jour de repos
Jour 10	25 minutes de marche à rythme modéré + 5 minutes de course à pied à faible intensité
Jour 11	Jour de repos
Jour 12	30 minutes de marche à rythme modéré + 5

minutes de course à pied à faible intensité

Jour 13	Jour de repos
Jour 14	35 minutes de marche à rythme modéré + 5 minutes de course à pied à faible intensité

Jour	*Activité*
Jour 15	30 minutes de course à pied à faible intensité
Jour 16	Jour de repos
Jour 17	35 minutes de course à pied à faible intensité
Jour 18	Jour de repos
Jour 19	40 minutes de course à pied à faible intensité
Jour 20	Jour de repos
Jour 21	45 minutes de course à pied à faible intensité

Notez que ce programme est un exemple et doit être adapté en fonction de votre condition physique actuelle et de vos objectifs. Il est important de commencer lentement et d'augmenter progressivement l'intensité et la durée de l'exercice pour éviter les blessures et permettre à votre corps de s'adapter à l'effort. Il est également recommandé de consulter un professionnel de la santé avant de commencer tout programme d'exercice.

Comment planifier un programme d'exercice physique

Planifier un programme d'exercice physique est essentiel pour atteindre vos objectifs de fitness tout en évitant les blessures. Voici quelques éléments clés à prendre en compte lors de la planification de votre programme d'exercice :

1. Objectifs : Avant de commencer un programme d'exercice, il est important de définir vos objectifs. Que cherchez-vous à atteindre ? Voulez-vous perdre du poids, améliorer votre santé cardiovasculaire, augmenter votre force ou simplement rester en forme ? Vos objectifs détermineront le type d'exercice et l'intensité de votre programme.

2. Type d'exercice : Il existe de nombreux types d'exercices, chacun ayant ses avantages et ses inconvénients. Les activités d'endurance comme la marche, la course à pied, le cyclisme et la natation sont excellentes pour améliorer votre santé cardiovasculaire. Les exercices de résistance comme la musculation, les pompes et les squats sont excellents pour renforcer les muscles et augmenter la masse musculaire.

3. Intensité : L'intensité de votre programme dépendra de vos objectifs et de votre niveau de forme physique. Pour les débutants, il est

recommandé de commencer avec des exercices à
faible intensité et d'augmenter progressivement
l'intensité au fil du temps.

4. Fréquence : La fréquence de votre programme
   dépendra également de vos objectifs et de votre
   niveau de forme physique. Pour les débutants, il
   est recommandé de faire de l'exercice 3 à 4 fois par
   semaine pour commencer, en laissant un jour de
   repos entre chaque séance d'entraînement.

5. Durée : La durée de chaque séance d'entraînement
   dépendra de votre niveau de forme physique et de
   votre objectif. Pour les débutants, il est
   recommandé de commencer par des séances
   d'entraînement de 20 à 30 minutes et d'augmenter
   progressivement la durée au fil du temps.

6. Progression : Pour éviter les plateaux de forme
   physique, il est important de progresser
   régulièrement dans votre programme d'exercice.
   Cela peut inclure l'augmentation de l'intensité, de
   la durée ou de la fréquence de votre programme.

En suivant ces étapes, vous pouvez planifier un
programme d'exercice efficace qui vous permettra
d'atteindre vos objectifs de fitness tout en évitant les
blessures.

Les erreurs courantes à éviter lors de la pratique de l'exercice physique

L'exercice physique est essentiel pour maintenir une bonne santé, mais il est important de le faire correctement pour éviter les blessures. Voici quelques erreurs courantes à éviter lors de la pratique de l'exercice physique : ("Astuces : Les erreurs courantes à éviter lors de la pratique de la ...")

1. Ignorer les échauffements et les étirements : L'échauffement et les étirements sont essentiels pour préparer votre corps à l'exercice physique. Les échauffements augmentent la circulation sanguine et augmentent la température corporelle, ce qui réduit le risque de blessure. Les étirements aident à améliorer la flexibilité et à réduire les douleurs musculaires après l'exercice.

2. Ne pas écouter votre corps : Il est important de savoir quand votre corps a besoin de repos ou d'un temps de récupération. Si vous ressentez de la douleur ou de la fatigue, il est temps de ralentir et de donner à votre corps le temps dont il a besoin pour récupérer.

3. Trop en faire trop rapidement : L'augmentation de l'intensité ou de la durée de l'exercice trop rapidement peut entraîner des blessures. Il est important de progresser lentement et régulièrement dans votre programme d'exercice.

4. Ne pas hydrater correctement : Boire suffisamment d'eau avant, pendant et après l'exercice est essentiel pour maintenir une bonne hydratation et éviter les crampes musculaires et l'épuisement.
5. Ignorer la technique correcte : La technique correcte est essentielle pour prévenir les blessures et maximiser les bénéfices de l'exercice. Prenez le temps d'apprendre les bonnes techniques et d'obtenir des conseils d'un professionnel si nécessaire.

En évitant ces erreurs courantes, vous pouvez pratiquer l'exercice physique en toute sécurité et bénéficier de tous ses avantages pour la santé.

Comment maintenir la motivation pour l'exercice physique

La motivation est essentielle pour maintenir un programme d'exercice régulier. Voici quelques conseils pour vous aider à rester motivé :

Fixez des objectifs réalisables : Établissez des objectifs clairs et réalisables pour vous-même. Cela vous aidera à rester concentré sur vos progrès et vous donnera une raison de continuer à vous entraîner.

Variez vos séances d'entraînement : La variété est la clé pour maintenir la motivation à long terme. Essayez différentes formes d'exercice et modifiez votre routine régulièrement pour éviter la monotonie.

Trouvez un partenaire d'entraînement : Avoir un partenaire d'entraînement peut être très motivant. Vous pouvez vous encourager mutuellement, partager vos progrès et rendre l'exercice plus agréable.

Planifiez vos séances d'entraînement : Fixez des horaires réguliers pour vos séances d'entraînement et notez-les dans votre calendrier. Cela vous aidera à rester engagé et à éviter les distractions.

Trouvez un moyen de vous récompenser : Récompensezvous pour vos réalisations en matière d'exercice. Cela peut être quelque chose d'aussi simple qu'un repas préféré ou un nouvel équipement d'entraînement.

Trouvez une activité que vous aimez : Trouver une activité que vous appréciez peut rendre l'exercice plus amusant et plus facile à maintenir. Essayez différents types d'exercice jusqu'à ce que vous trouviez celui qui vous convient le mieux.

En appliquant ces conseils, vous pouvez maintenir la motivation pour l'exercice physique et profiter de ses nombreux bienfaits pour la santé.

Comment éviter les blessures lors de la pratique de l'exercice physique

Lorsque vous commencez un programme d'exercice physique, il est important de prendre des précautions pour éviter les blessures. Voici quelques conseils pour vous aider à rester en sécurité pendant l'exercice :

Échauffez-vous correctement : Avant chaque séance d'entraînement, prenez le temps de vous échauffer correctement. Cela aidera à augmenter la circulation sanguine et à préparer vos muscles et vos articulations à l'exercice.

Respectez vos limites : Évitez de vous pousser trop fort et respectez vos limites. Si vous ressentez une douleur ou une gêne, arrêtez immédiatement l'exercice et consultez un professionnel de la santé.

Utilisez l'équipement approprié : Assurez-vous d'utiliser l'équipement approprié pour votre activité physique. Des chaussures de sport adaptées peuvent aider à réduire les risques de blessures aux pieds, aux chevilles et aux jambes.

Progression progressive : Ne vous attendez pas à des

résultats immédiats. Commencez lentement et augmentez progressivement la durée et l'intensité de l'exercice au fil du temps.

Ne vous précipitez pas : Évitez de vous précipiter et de faire des mouvements brusques, cela peut augmenter le risque de blessures. Assurez-vous de maintenir une posture correcte et de contrôler vos mouvements.

Hydratation : Assurez-vous de bien vous hydrater avant, pendant et après l'exercice. Cela aide à prévenir la déshydratation et les crampes musculaires. L'hydratation est un élément clé de toute routine d'exercice physique. Il est important de boire suffisamment d'eau avant, pendant et après l'exercice pour maintenir une hydratation adéquate et éviter la déshydratation. La quantité d'eau nécessaire peut varier en fonction de facteurs tels que la durée de l'exercice, l'intensité de l'effort et les conditions climatiques. Il est également important de se rappeler que d'autres liquides, tels que les boissons sportives ou les jus de fruits, peuvent contenir des sucres ajoutés ou des calories, il est donc préférable de privilégier l'eau. Pour faciliter l'hydratation, vous pouvez apporter une bouteille d'eau avec vous pendant l'exercice ou prévoir des pauses régulières pour vous hydrater. Si vous transpirez abondamment, vous pouvez également envisager de boire des boissons électrolytiques pour remplacer les minéraux perdus. En fin de compte, rester hydraté pendant l'exercice est essentiel pour maximiser les performances, réduire le risque de blessure et maintenir une bonne santé globale.

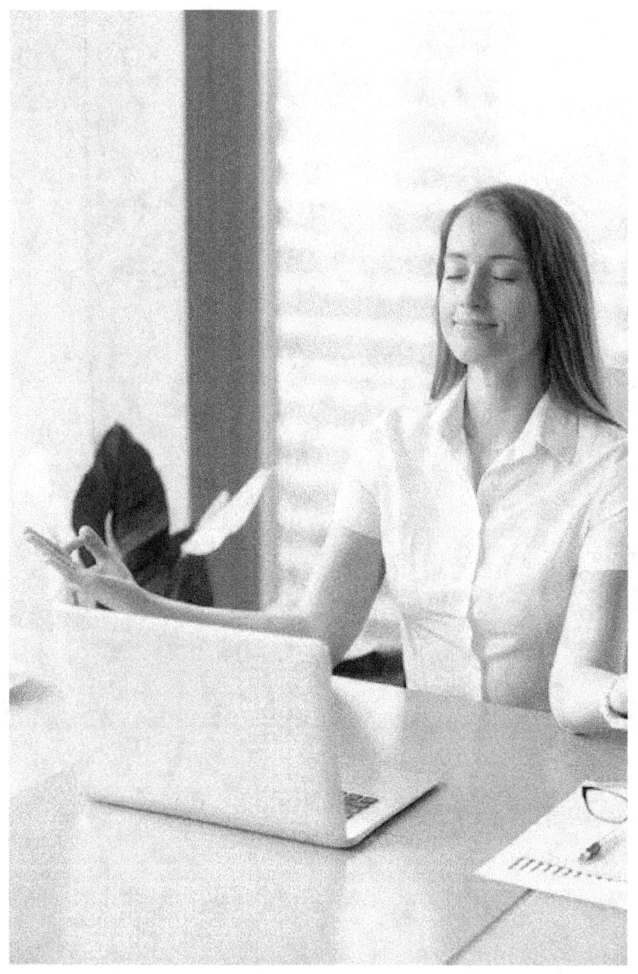

Source image freepik.com

La gestion du stress

Dans ce chapitre, vous apprendrez les effets du stress sur la santé et comment vous pouvez gérer le stress de manière efficace. Nous aborderons les techniques de relaxation telles que la respiration profonde, la méditation et le yoga. Vous découvrirez également comment l'activité physique, la nutrition, les habitudes de sommeil, la communication, la gestion du temps et les thérapies alternatives peuvent vous aider à mieux gérer le stress. Enfin, vous découvrirez les habitudes de vie saines que vous pouvez adopter pour réduire votre niveau de stress, telles que la pratique régulière d'exercice, la limitation de la consommation d'alcool et de caféine, et la création d'un environnement de travail favorable. Ce chapitre vous fournira des conseils pratiques pour mieux gérer le stress dans votre vie quotidienne, afin que vous puissiez vous sentir plus détendu, plus calme et plus en paix avec vous-même.

Introduction au stress

Le stress est un phénomène courant dans notre vie quotidienne, que ce soit à la maison, au travail ou dans nos relations. Le stress peut être défini comme une réponse physiologique et émotionnelle à des situations stressantes qui mettent notre corps et notre esprit sous tension. Bien que le stress puisse être utile à court terme pour nous aider à faire face à des situations difficiles, un stress chronique peut être nuisible à notre santé physique et mentale.

Le stress chronique peut affecter notre système immunitaire, augmentant ainsi notre susceptibilité aux maladies et aux infections. Il peut également contribuer à des problèmes de santé mentale, tels que l'anxiété et la dépression, et augmenter le risque de maladies chroniques telles que les maladies cardiaques et le diabète.

Il est important de reconnaître les signes de stress chronique, tels que la fatigue, les maux de tête et les douleurs musculaires, et de chercher des moyens de gérer le stress de manière efficace. Dans ce chapitre, nous explorerons les différentes stratégies de gestion du stress, y compris les techniques de relaxation, l'exercice physique et la nutrition.

Nous traiterons également de la façon dont le stress peut affecter notre alimentation et comment nous pouvons utiliser une alimentation saine pour gérer notre stress. En mangeant des aliments riches en nutriments tels que des fruits et légumes, des grains entiers et des protéines maigres, nous pouvons aider à réduire notre niveau de stress.

Nous aborderons également l'importance de l'activité physique pour la gestion du stress. L'exercice physique peut aider à réduire les niveaux de stress et à améliorer l'humeur en stimulant la production de neurotransmetteurs tels que la sérotonine et la dopamine.

Enfin, nous discuterons de l'importance de la relaxation pour la gestion du stress, y compris des techniques telles que la méditation, la respiration profonde et la visualisation. Ces techniques peuvent aider à réduire l'anxiété et à améliorer la qualité du sommeil.

Les effets du stress sur la santé

Le stress peut avoir de nombreux effets sur la santé physique et mentale. Sur le plan physique, il peut causer des maux de tête, des douleurs musculaires, des problèmes de digestion, une augmentation de la tension artérielle et une augmentation du risque de maladies cardiovasculaires. Le stress peut également affaiblir le système immunitaire, rendant ainsi le corps plus vulnérable aux infections.

Sur le plan mental, le stress peut causer de l'anxiété, de la dépression et des troubles du sommeil. Le stress chronique peut également altérer la mémoire et la capacité de concentration. Les personnes souffrant de stress peuvent éprouver de la fatigue, de l'irritabilité et des changements d'humeur.

Il est important de noter que chaque individu réagit différemment au stress. Certaines personnes peuvent être plus résilientes que d'autres et être en mesure de faire face à des niveaux élevés de stress, tandis que d'autres peuvent être plus sensibles et éprouver des effets plus graves sur leur santé. Par conséquent, il est important de prendre en compte la réponse individuelle au stress lors de la gestion de celui-ci.

Les techniques de relaxation

Les techniques de relaxation sont des méthodes efficaces pour réduire le stress et améliorer la santé physique et mentale. Il existe de nombreuses techniques différentes, chacune ayant des avantages et des inconvénients selon les besoins individuels.

La respiration profonde est une technique simple mais efficace de relaxation. Elle consiste à prendre des respirations lentes et profondes en remplissant les poumons d'air et en les vidant lentement. Cette technique peut être pratiquée n'importe où et à tout moment, et elle peut aider à réduire l'anxiété et à calmer l'esprit.

La méditation est une technique de relaxation qui consiste à se concentrer sur un objet, un son ou une sensation pour atteindre un état de calme et de détente. La méditation peut aider à améliorer la concentration, à réduire l'anxiété et la dépression, ainsi qu'à améliorer le sommeil.

Le yoga est une autre technique de relaxation qui combine la respiration profonde, les postures physiques et la méditation pour aider à réduire le stress et à améliorer la flexibilité et la force physique. Le yoga peut être pratiqué individuellement ou en groupe et peut aider à réduire l'anxiété et la dépression, ainsi qu'à améliorer la qualité de vie.

La relaxation musculaire progressive est une technique de relaxation qui consiste à contracter et à relâcher les muscles de manière progressive, ce qui permet de relâcher la tension et le stress dans le corps. Cette technique peut aider à améliorer le sommeil, à réduire l'anxiété et la dépression, ainsi qu'à améliorer la circulation sanguine.

L'hypnose est une technique de relaxation qui utilise des suggestions verbales pour induire un état de relaxation profonde et de détente. Cette technique peut être utilisée pour traiter une variété de problèmes de santé mentale et physique, y compris l'anxiété, la dépression, les phobies et les douleurs chroniques.

Enfin, la musique est une technique de relaxation qui peut être utilisée pour aider à réduire le stress et l'anxiété. L'écoute de musique douce et apaisante peut aider à calmer l'esprit et à réduire la tension dans le corps. Les sons de la nature, tels que les vagues de la mer, les chants d'oiseaux ou le bruit de la pluie, peuvent également être relaxants et apaisants.

Il est important de noter que les techniques de relaxation peuvent être utilisées seules ou en combinaison avec d'autres méthodes de gestion du stress, telles que l'exercice, la thérapie comportementale et cognitive et la thérapie médicamenteuse. Il est également important de choisir une technique qui convient à vos besoins individuels et qui est pratiquée de manière régulière pour en tirer les bénéfices maximums.

L'activité physique pour la gestion du stress

L'activité physique est souvent recommandée comme une stratégie efficace pour gérer le stress. En effet, l'exercice physique peut aider à libérer des endorphines, les fameuses hormones du bien-être, qui procurent une sensation de bien-être et d'euphorie. De plus, l'activité physique régulière peut contribuer à réduire les niveaux de cortisol, l'hormone du stress, dans le corps.

Il n'est pas nécessaire de pratiquer une activité physique intense pour bénéficier de ses effets anti-stress. Des activités simples comme la marche, le yoga, le tai-chi ou la natation peuvent être très bénéfiques pour réduire les niveaux de stress. Il est recommandé de pratiquer une activité physique pendant au moins 30 minutes par jour, idéalement tous les jours de la semaine.

L'activité physique peut également aider à réduire les symptômes de l'anxiété et de la dépression, qui sont souvent associés au stress chronique. Elle peut améliorer la qualité du sommeil, ce qui est particulièrement important pour les personnes qui souffrent de stress et de troubles du sommeil.

La nutrition pour la gestion du stress

La nutrition joue un rôle clé dans la gestion du stress. En effet, certains aliments peuvent aider à réduire les niveaux de stress, tandis que d'autres peuvent l'aggraver. Les aliments riches en nutriments tels que les fruits, les légumes, les noix et les graines, ainsi que les aliments riches en fibres, peuvent aider à réduire les niveaux de cortisol et à améliorer l'humeur.

D'un autre côté, les aliments riches en sucres ajoutés, en graisses saturées et en sel peuvent aggraver le stress. Les boissons stimulantes telles que le café, le thé et les boissons énergisantes peuvent également contribuer à augmenter les niveaux de cortisol et à aggraver les symptômes du stress.

Il est important de manger régulièrement tout au long de la journée et d'éviter les sauts de repas, car cela peut contribuer à augmenter les niveaux de cortisol et à aggraver les symptômes du stress. Il est également important de boire suffisamment d'eau pour éviter la déshydratation, qui peut également aggraver les symptômes du stress.

Enfin, certains aliments contiennent des nutriments spécifiques qui peuvent aider à réduire les niveaux de stress. Par exemple, les aliments riches en magnésium, tels que les épinards, les amandes et les haricots noirs, peuvent aider à réduire les niveaux de cortisol. Les aliments riches en vitamine C, tels que les agrumes, les fraises et les poivrons, peuvent également aider à réduire les niveaux de cortisol et à améliorer l'humeur.

En somme, la nutrition peut jouer un rôle important dans la gestion du stress. En évitant les aliments qui aggraveront le stress et en choisissant des aliments qui aideront à le réduire, vous pouvez vous aider à réduire les symptômes de stress et à améliorer votre bien-être général.

Les habitudes de sommeil pour la gestion du stress

Il est recommandé de dormir suffisamment chaque nuit pour aider à réduire le stress. En général, la plupart des adultes ont besoin de 7 à 8 heures de sommeil chaque nuit. Il est également important de maintenir une routine de sommeil régulière en se couchant et en se levant à la même heure chaque jour, même le week-end. Des habitudes saines de sommeil peuvent aider à améliorer la qualité du sommeil et à réduire le stress.

Nous aborderons ce sujet plus en détail dans un chapitre suivant.

La communication pour la gestion du stress

La communication est une compétence importante dans la gestion du stress. Les personnes qui rencontrent des difficultés à communiquer efficacement peuvent avoir des niveaux de stress plus élevés. Par conséquent, il est important d'apprendre à communiquer efficacement pour gérer le stress.

La communication peut aider à réduire le stress de plusieurs façons. Tout d'abord, parler de ses problèmes avec un ami, un membre de la famille ou un thérapeute peut aider à trouver des solutions aux problèmes qui causent le stress. Deuxièmement, la communication peut aider à éviter les conflits. La communication ouverte et honnête peut aider à résoudre les malentendus et les différences d'opinion avant qu'ils ne se transforment en conflits.

Il est important de communiquer efficacement en utilisant des compétences telles que l'écoute active, la rétroaction et l'empathie. L'écoute active implique de prêter une attention particulière à ce que l'autre personne dit et de poser des questions pour clarifier les choses. La rétroaction consiste à répéter ce que l'on a compris de la communication de l'autre personne. L'empathie implique de comprendre les sentiments et les points de vue de l'autre personne.

En outre, il est important de communiquer dans des situations de stress. Cela peut inclure des situations telles que la négociation des délais avec un employeur ou la résolution d'un conflit avec un ami. Dans ces situations, il est important de rester calme et de ne pas laisser les émotions prendre le dessus. Il peut être utile de préparer à l'avance ce que l'on va dire et de se concentrer sur la résolution du problème plutôt que sur les émotions.

Enfin, il est important de savoir quand chercher de l'aide professionnelle pour la communication. Si les compétences de communication sont un obstacle à la gestion du stress, il peut être utile de parler à un thérapeute ou à un conseiller. Ils peuvent aider à développer des compétences de communication plus efficaces et à gérer le stress de manière plus productive.

La gestion du temps pour la gestion du stress

La gestion du temps est un élément clé de la gestion du stress. Les personnes soumises à un stress élevé peuvent souvent se sentir submergées par leurs tâches et leur emploi du temps chargé, ce qui peut provoquer une anxiété accrue. La première étape pour gérer son temps efficacement consiste à établir une liste de toutes les tâches à accomplir et à les hiérarchiser en fonction de leur importance et de leur urgence.

Il est également important de définir des limites claires en matière de temps. Cela signifie que les personnes doivent savoir quand dire non à certaines demandes ou activités qui peuvent les surcharger. Les personnes peuvent également bénéficier de la délégation de certaines tâches à d'autres personnes, qu'il s'agisse de collègues ou de membres de leur famille.

En outre, il est utile d'organiser son emploi du temps de manière qu'il y ait suffisamment de temps pour les activités de relaxation et de loisirs. Les personnes peuvent planifier des pauses régulières tout au long de la journée pour se détendre, se reposer ou pratiquer des activités de loisirs. Cela peut inclure la pratique d'un sport, la lecture d'un livre, l'écoute de musique ou la pratique de la méditation.

Enfin, les personnes doivent être flexibles dans leur gestion du temps. Il est important de comprendre que certaines tâches peuvent prendre plus de temps que prévu, ou que des événements imprévus peuvent survenir. Les personnes doivent être prêtes à ajuster leur emploi du temps en conséquence et à être indulgentes envers elles-mêmes si elles ne peuvent pas accomplir toutes les tâches prévues dans un délai donné.

Les thérapies alternatives pour la gestion du stress

Les thérapies alternatives, telles que l'acupuncture, la méditation et le yoga, peuvent également aider à réduire le stress. L'acupuncture, une pratique médicale traditionnelle chinoise, consiste à stimuler des points spécifiques du corps avec des aiguilles fines pour libérer l'énergie bloquée et rétablir l'équilibre. La méditation, quant à elle, implique de se concentrer sur l'instant présent et de laisser les pensées s'échapper, ce qui peut aider à calmer l'esprit et à réduire le stress. Le yoga combine souvent la méditation avec des postures corporelles et des exercices de respiration pour améliorer la flexibilité, renforcer le corps et calmer l'esprit. Ces thérapies alternatives peuvent être pratiquées seules ou en complément d'autres méthodes de gestion du stress, et peuvent offrir une alternative naturelle et sans médicament pour aider à réduire les niveaux de stress.

Les habitudes de vie saines pour la gestion du stress

Les habitudes de vie saines peuvent jouer un rôle important dans la gestion du stress. En effet, les choix que nous faisons dans notre vie quotidienne peuvent avoir un impact significatif sur notre niveau de stress et notre capacité à y faire face.

L'activité physique régulière est une habitude importante à adopter pour la gestion du stress. En effet, l'exercice physique libère des endorphines, qui sont des hormones du bien-être, et réduit les niveaux de cortisol, l'hormone du stress. Il est recommandé de faire au moins 30 minutes d'exercice modéré à vigoureux par jour, ce qui peut inclure des activités comme la marche, la course, le yoga ou la natation.

Une alimentation équilibrée peut également aider à gérer le stress. Les aliments riches en vitamines et minéraux, tels que les fruits, les légumes et les noix, sont bénéfiques pour la santé mentale et physique. Il est également important de limiter les aliments transformés et riches en sucre, qui peuvent causer des fluctuations de l'humeur et affecter négativement notre niveau de stress.

Le sommeil est également crucial pour la gestion du stress.

Des habitudes de sommeil saines, telles que se coucher et se lever à la même heure chaque jour, éviter les écrans avant de dormir et créer un environnement propice au sommeil, peuvent aider à améliorer la qualité de notre sommeil et à réduire le niveau de stress.

La méditation, la respiration profonde et la visualisation peuvent également être des outils efficaces pour gérer le stress. Ces techniques de relaxation peuvent aider à réduire l'anxiété et la tension, et à améliorer notre capacité à faire face aux situations stressantes.

Enfin, il est important de prendre le temps de faire des activités que l'on apprécie et qui nous permettent de nous détendre, telles que la lecture, l'art ou la musique. Ces activités peuvent aider à réduire le niveau de stress en offrant une pause dans notre vie quotidienne bien remplie et en nous permettant de nous concentrer sur quelque chose de plaisant.

En adoptant ces habitudes de vie saines, il est possible de réduire le niveau de stress et d'améliorer notre capacité à faire face aux situations stressantes de la vie quotidienne.

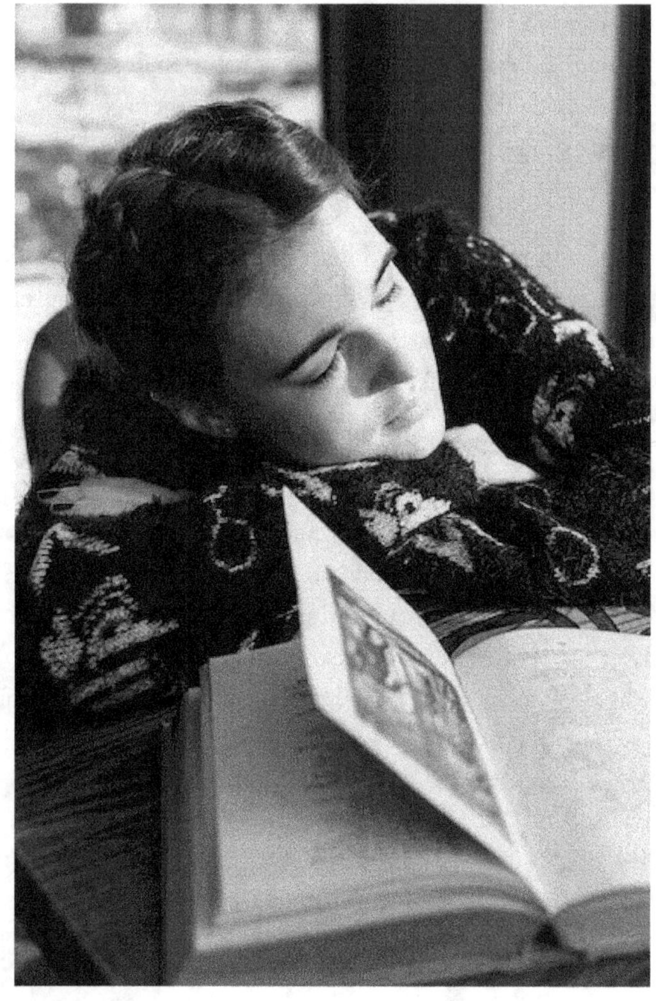

Source image : Freepik.com

Le sommeil

Dans ce chapitre, vous allez apprendre l'importance d'un sommeil de qualité pour la santé et la qualité de vie. Vous découvrirez les différents stades du sommeil ainsi que les facteurs qui peuvent influencer sa qualité. Nous aborderons également les conséquences néfastes d'un manque de sommeil et les différentes techniques pour améliorer la qualité de son sommeil. Enfin, nous vous donnerons un récapitulatif des conseils pratiques pour adopter une bonne hygiène de sommeil et profiter des bienfaits d'un sommeil réparateur sur votre santé.

Introduction au sommeil

Le sommeil est une partie essentielle de la vie, tout comme l'alimentation et l'exercice physique. C'est pendant le sommeil que le corps récupère et se régénère, permettant aux fonctions corporelles de se recharger pour le lendemain. Pourtant, de nombreuses personnes ne prennent pas le sommeil suffisamment au sérieux, considérant qu'il n'est pas important ou qu'il peut être sacrifié pour d'autres activités.

Le sommeil est composé de plusieurs cycles, chacun d'environ 90 minutes, qui se répètent tout au long de la nuit. Chaque cycle est constitué de différentes phases de sommeil, allant du sommeil léger au sommeil profond. Le sommeil paradoxal, également connu sous le nom de sommeil REM, est également une partie importante du sommeil, car c'est pendant cette phase que nous rêvons. Les experts recommandent en moyenne de 7 à 9 heures de sommeil par nuit pour les adultes, bien que les besoins individuels en matière de sommeil puissent varier.

Lorsque nous ne dormons pas suffisamment, cela peut avoir un impact négatif sur notre santé physique et mentale. Les conséquences courantes d'un sommeil insuffisant incluent une baisse de la concentration et des performances cognitives, une augmentation de l'irritabilité et de l'anxiété, ainsi qu'une augmentation du risque de maladies chroniques telles que l'obésité, le diabète et les maladies cardiovasculaires.

Il est important de maintenir une bonne hygiène de sommeil pour favoriser un sommeil de qualité. Cela peut inclure la création d'un environnement de sommeil confortable, comme un matelas confortable et un oreiller de soutien, une température de chambre adéquate et une absence de lumière et de bruit excessifs. Les habitudes avant le coucher peuvent également affecter la qualité du sommeil, telles que la pratique de techniques de relaxation, l'éviction des écrans numériques et la réduction de la consommation de caféine et d'alcool.

Les effets du manque de sommeil

Le sommeil est une fonction vitale pour le corps et l'esprit. Le manque de sommeil régulier peut avoir des effets néfastes sur la santé physique et mentale. Les adultes ont besoin en moyenne de 7 à 8 heures de sommeil par nuit pour bien fonctionner pendant la journée. Cependant, le manque de sommeil est devenu un problème courant dans notre société moderne en raison de facteurs tels que le stress, l'insomnie, les troubles du sommeil et les horaires de travail irréguliers.

Le manque de sommeil peut avoir des effets immédiats tels que la fatigue, la somnolence, les problèmes de concentration et de mémoire, les sautes d'humeur et la diminution de la vigilance. À long terme, le manque de sommeil peut entraîner des problèmes de santé tels que l'obésité, le diabète, les maladies cardiaques, l'hypertension artérielle et la dépression.

Il est important de reconnaître les signes du manque de sommeil et de prendre des mesures pour améliorer la qualité et la quantité de notre sommeil. Des habitudes de sommeil saines peuvent aider à réduire le stress, à améliorer la concentration et la mémoire, à stimuler le système immunitaire et à améliorer l'humeur.

Les facteurs qui influencent la qualité du sommeil

La qualité du sommeil peut être influencée par de nombreux facteurs tels que le stress, l'environnement de sommeil, les habitudes alimentaires et l'activité physique. Le stress est l'un des principaux facteurs qui peuvent affecter la qualité du sommeil. Les pensées stressantes peuvent empêcher une personne de s'endormir facilement et entraîner des réveils nocturnes fréquents. Le bruit et la lumière dans l'environnement de sommeil peuvent également perturber le sommeil. Pour améliorer la qualité du sommeil, il est important de créer un environnement calme et sombre dans la chambre à coucher.

Les habitudes alimentaires peuvent également affecter la qualité du sommeil. Des repas lourds avant de se coucher peuvent causer des indigestions et des reflux acides qui perturbent le sommeil. En revanche, une alimentation saine et équilibrée peut aider à améliorer la qualité du sommeil. Les aliments riches en tryptophane, un acide aminé qui favorise la production de sérotonine et de mélatonine, peuvent aider à induire le sommeil. Les aliments riches en tryptophane comprennent les bananes, les noix, les graines, les légumineuses et les produits laitiers.

L'activité physique peut également jouer un rôle important dans la qualité du sommeil. L'exercice régulier peut aider à réduire le stress, l'anxiété et la dépression, qui sont tous des facteurs qui peuvent perturber le sommeil. Cependant, il est important de ne pas faire d'exercice trop près de l'heure du coucher, car cela peut causer une stimulation physique et mentale qui peut rendre difficile l'endormissement. Il est recommandé de faire de l'exercice tôt le matin ou en début d'après-midi pour aider à réguler le rythme circadien.

Enfin, les habitudes de sommeil peuvent également influencer la qualité du sommeil. Des habitudes saines de sommeil comprennent une routine de sommeil régulière, un temps de sommeil adéquat et l'utilisation de la chambre à coucher uniquement pour dormir. L'utilisation d'appareils électroniques tels que les smartphones et les ordinateurs avant de se coucher peut également perturber le sommeil en raison de la lumière bleue qu'ils émettent. Il est donc recommandé d'éviter l'utilisation de ces appareils au moins une heure avant le coucher.

En somme, la qualité du sommeil peut être influencée par de nombreux facteurs, notamment le stress, l'environnement de sommeil, les habitudes alimentaires et l'activité physique. Pour améliorer la qualité du sommeil, il est important d'adopter des habitudes saines de sommeil, de créer un environnement calme et sombre dans la chambre à coucher, de maintenir une alimentation saine et équilibrée et de faire de l'exercice régulièrement.

Comment améliorer la qualité de son sommeil

Le sommeil est une partie essentielle de notre vie et il est important de bien dormir pour maintenir une bonne santé physique et mentale. Voici quelques conseils pour améliorer la qualité de votre sommeil :

1. Établissez une routine de sommeil : Essayez de vous coucher et de vous lever à la même heure tous les jours. Cette routine peut aider votre corps à réguler son rythme circadien, qui contrôle votre horloge biologique interne.
2. Créez un environnement de sommeil propice : Assurez-vous que votre chambre est sombre, calme et à une température confortable. Évitez les appareils électroniques tels que les téléphones portables et les ordinateurs, car la lumière bleue qu'ils émettent peut perturber votre sommeil.
3. Faites de l'exercice régulièrement : L'exercice régulier peut aider à améliorer la qualité de votre sommeil en vous aidant à vous endormir plus rapidement et à dormir plus profondément. Évitez simplement de faire de l'exercice intense avant de vous coucher, car cela peut vous rendre plus alerte.
4. Évitez la caféine et l'alcool : Évitez les boissons contenant de la caféine et de l'alcool, car ils peuvent perturber votre sommeil. Essayez de les éviter au moins quatre heures avant d'aller vous coucher.
5. Réduisez votre stress : Le stress peut perturber votre sommeil. Essayez de réduire votre stress

avant d'aller au lit en faisant des activités relaxantes telles que la méditation, le yoga ou la lecture.

6. Évitez les siestes trop longues : Les siestes peuvent être bénéfiques pour améliorer la qualité de votre sommeil, mais ne dormez pas trop longtemps. Une sieste de 20 à 30 minutes est suffisante pour vous rafraîchir.

En suivant ces conseils, vous pouvez améliorer la qualité de votre sommeil et vous sentir plus reposé et plus énergique tout au long de la journée.

Conclusion sur le sommeil

Une bonne hygiène de sommeil est essentielle pour maintenir une bonne santé physique et mentale. Elle permet de réduire le risque de développer des maladies chroniques telles que le diabète, l'hypertension artérielle, l'obésité et les maladies cardiaques. De plus, elle contribue à maintenir un bon équilibre émotionnel, une concentration accrue et une meilleure productivité au quotidien.

Pour améliorer la qualité de son sommeil, il est important d'adopter des habitudes de vie saines telles que la pratique régulière d'une activité physique, l'évitement des substances stimulantes avant le coucher, la création d'un environnement calme et confortable pour dormir, et le maintien d'un horaire de sommeil régulier.

Le maintien d'un horaire de sommeil régulier est particulièrement important. Il est recommandé de se coucher et de se réveiller à la même heure chaque jour, y compris les week-ends. Cela aide à réguler l'horloge biologique interne du corps et à améliorer la qualité du sommeil.

Il est également important d'éviter les activités stimulantes avant le coucher, telles que les écrans d'ordinateur, de téléphone portable ou de télévision. Ces activités peuvent interférer avec l'endormissement et perturber le sommeil.

Enfin, la création d'un environnement de sommeil calme et confortable est essentielle pour améliorer la qualité du sommeil. Cela implique d'éviter les bruits excessifs, d'installer des rideaux opaques pour bloquer la lumière extérieure, et de maintenir une température confortable dans la chambre à coucher.

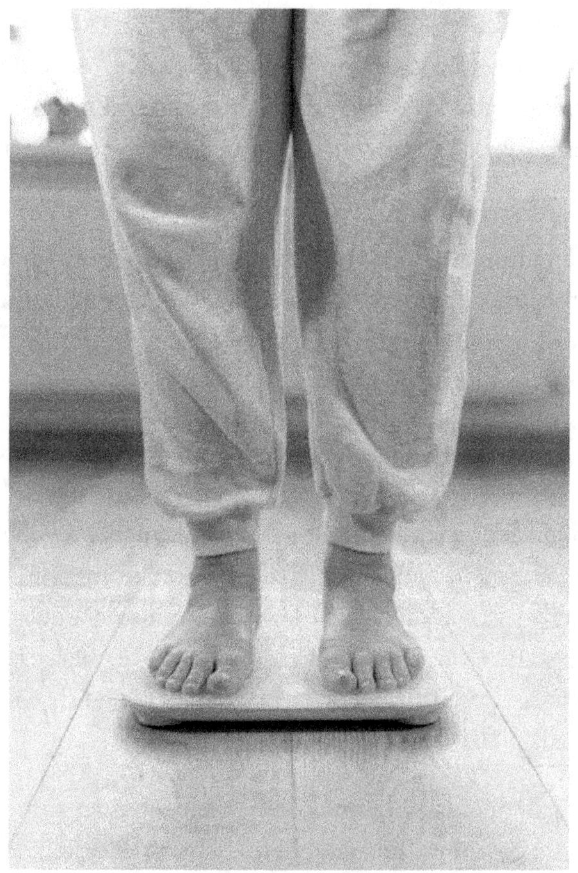

Source image freepik.com

Les défis de la perte de poids

Dans ce chapitre, vous allez apprendre les défis rencontrés lors de la perte de poids. Vous allez découvrir les raisons pour lesquelles la perte de poids est souvent difficile et les mythes qui l'entourent. Nous allons également examiner les différentes stratégies efficaces pour la perte de poids.

La perte de poids est un défi important pour de nombreuses personnes, mais elle peut être difficile à réaliser. Les raisons peuvent être multiples : les obstacles liés au mode de vie, les problèmes de santé, les problèmes psychologiques, les mythes sur la perte de poids, etc. C'est pourquoi il est important de connaître les différents aspects de la perte de poids afin de maximiser les chances de réussite. Dans ce chapitre, nous allons explorer les stratégies efficaces pour la perte de poids et les obstacles courants à la perte de poids. Nous allons également aborder la motivation pour la perte de poids et la gestion des rechutes.

Introduction : Pourquoi est-il difficile de perdre du poids ?

L'obésité est devenue un problème de santé publique majeur dans de nombreux pays du monde. De nombreux individus luttent pour perdre du poids et maintenir une alimentation saine, mais ils rencontrent souvent des difficultés. Les raisons pour lesquelles il est difficile de perdre du poids sont multiples. Premièrement, la prédisposition génétique joue un rôle important dans la prise de poids et la difficulté à perdre du poids. Deuxièmement, la qualité de l'alimentation, la quantité de nourriture consommée, le mode de vie sédentaire et le manque d'exercice physique contribuent également à la prise de poids et à la difficulté de perdre du poids. Troisièmement, les habitudes alimentaires malsaines et la consommation d'aliments transformés riches en graisses saturées, en sucre et en sel peuvent causer des problèmes de santé et de poids.

La perte de poids est un défi pour de nombreuses personnes. Cela peut sembler impossible à réaliser, mais cela ne l'est pas. Il est possible de perdre du poids de manière saine en suivant un régime alimentaire approprié et en faisant de l'exercice physique régulièrement. Toutefois, il est important de garder à l'esprit que la perte de poids ne se fait pas du jour au lendemain, mais plutôt progressivement et en faisant preuve de patience. Les résultats obtenus en perdant du poids de manière saine et durable peuvent être bénéfiques pour la santé globale de l'individu.

Dans cette sous-partie, nous examinerons les raisons pour lesquelles il est difficile de perdre du poids. Nous discuterons également de l'impact de la génétique, de l'alimentation, de la sédentarité et de la consommation d'aliments malsains sur la prise de poids. Nous verrons que la perte de poids est un processus qui nécessite des changements dans les habitudes alimentaires et de vie et que cela peut être difficile, mais réalisable. Nous mettrons l'accent sur les avantages pour la santé de la perte de poids et la nécessité de se concentrer sur un mode de vie sain plutôt que sur des régimes ou des solutions rapides. En fin de compte, nous espérons fournir des informations pratiques pour aider les individus à atteindre leurs objectifs de perte de poids de manière saine et durable.

Les mythes sur la perte de poids

Il existe de nombreux mythes concernant la perte de poids. L'un des plus répandus est que pour perdre du poids, il suffit de manger moins et de faire plus d'exercice. Cette affirmation est souvent trop simpliste car la perte de poids peut être plus complexe. Il peut y avoir des facteurs génétiques, hormonaux, psychologiques et environnementaux qui influencent la prise de poids et la perte de poids. Un autre mythe est que certains aliments peuvent brûler les graisses, tels que le piment ou le thé vert. Bien que certains aliments puissent aider à stimuler le métabolisme, la clé de la perte de poids est de maintenir un déficit calorique à long terme en mangeant des aliments sains et en faisant de l'exercice régulièrement.

Un autre mythe courant est que la perte de poids rapide est toujours la meilleure option. Cependant, perdre du poids rapidement peut être difficile à maintenir à long terme et peut causer des problèmes de santé tels que la perte de masse musculaire et des carences nutritionnelles. De plus, la perte de poids rapide peut entraîner une reprise de poids rapide après la fin du régime. Enfin, le mythe selon lequel les régimes à la mode, tels que les régimes sans glucides ou les régimes de jus, sont des moyens efficaces de perdre du poids est également faux. Ces régimes sont souvent difficiles à suivre à long terme et peuvent entraîner des carences nutritionnelles.

Les stratégies efficaces pour la perte de poids

La perte de poids est un processus difficile qui nécessite des changements de mode de vie à long terme. Il existe plusieurs stratégies efficaces pour perdre du poids de manière saine et durable. Tout d'abord, il est important de réduire la consommation de calories en mangeant des aliments sains et en limitant les aliments transformés riches en calories vides. Manger plus de fruits, de légumes, de protéines maigres et de grains entiers est un excellent moyen de réduire l'apport calorique tout en augmentant la densité nutritionnelle.

En plus de manger sainement, l'activité physique est essentielle pour brûler des calories et maintenir la perte de poids. L'American Heart Association recommande au moins 150 minutes d'exercice modéré ou 75 minutes d'exercice vigoureux par semaine. L'ajout de musculation à votre routine d'exercice peut également aider à augmenter la masse musculaire, ce qui peut stimuler le métabolisme et favoriser la perte de poids.

La gestion du stress est également importante pour perdre du poids efficacement. Le stress chronique peut entraîner une prise de poids, car il peut déclencher la production de cortisol, une hormone qui peut augmenter l'appétit et la consommation de calories. Les techniques de gestion du stress telles que la méditation, le yoga et la thérapie peuvent aider à réduire le stress et favoriser la perte de poids.

Enfin, il est important de dormir suffisamment pour perdre du poids efficacement. Les personnes qui ne dorment pas suffisamment ont tendance à prendre du poids, car le manque de sommeil peut affecter les hormones qui régulent l'appétit et le métabolisme. Viser 7 à 8 heures de sommeil chaque nuit peut aider à maintenir une perte de poids efficace.

Les obstacles à la perte de poids

La perte de poids peut être un défi pour de nombreuses personnes, et il y a plusieurs obstacles qui peuvent rendre cette entreprise difficile. L'un des obstacles les plus courants est le manque de motivation et de discipline. Les gens peuvent avoir du mal à rester motivés pour maintenir un régime alimentaire sain et un programme d'exercice régulier. Cela peut être dû à divers facteurs, tels que le stress, l'anxiété ou la dépression, qui peuvent affecter la motivation et l'humeur. Pour surmonter cet obstacle, il est important de trouver des moyens de rester motivé, comme se fixer des objectifs réalisables et se récompenser pour les réalisations.

Un autre obstacle courant à la perte de poids est le manque de temps. Les gens peuvent avoir un horaire chargé et ne pas avoir le temps de cuisiner des repas sains ou de faire de l'exercice régulièrement. Cela peut être particulièrement difficile pour les personnes qui travaillent de longues heures ou qui ont des obligations familiales. Pour surmonter cet obstacle, il est important de planifier à l'avance et de trouver des moyens d'intégrer des activités physiques et des repas sains dans un horaire chargé. Cela peut inclure la préparation de repas à l'avance et l'identification de moments de la journée pour faire de l'exercice, comme avant le travail ou pendant une pause déjeuner.

Enfin, un obstacle important à la perte de poids est le manque de connaissances sur la nutrition et l'exercice. Les gens peuvent avoir du mal à comprendre les concepts de base de la nutrition et de l'exercice, et peuvent être confus quant aux types d'aliments qu'ils devraient manger et aux types d'exercices qu'ils devraient faire. Pour surmonter cet obstacle, il est important de rechercher des informations fiables sur la nutrition et l'exercice, comme consulter un diététicien ou un entraîneur personnel qualifié. Il est également important d'être patient et de ne pas se décourager si les résultats ne sont pas immédiats, car la perte de poids peut être un processus lent et graduel.

La motivation pour la perte de poids

La motivation est l'un des éléments clés pour réussir la perte de poids. Il est important de se rappeler pourquoi vous voulez perdre du poids et de trouver des sources de motivation pour vous aider à rester sur la bonne voie. Cela peut inclure des raisons de santé, comme réduire le risque de maladies chroniques, ou des raisons personnelles, comme améliorer votre estime de soi et votre confiance en vous.

Il est également important de fixer des objectifs réalistes et réalisables pour votre perte de poids, afin de maintenir une motivation constante. Les objectifs à court terme peuvent être plus faciles à atteindre et vous aider à rester motivé pour atteindre des objectifs à plus long terme. Par exemple, perdre quelques kilos par mois plutôt que de viser une perte de poids importante en peu de temps.

En outre, il peut être utile de trouver un soutien social pour votre voyage de perte de poids. Cela peut inclure un partenaire de perte de poids, un ami ou un membre de la famille qui peut vous encourager et vous soutenir, ou un groupe de soutien pour la perte de poids. Vous pouvez également utiliser des applications de suivi de la perte de poids pour suivre votre progrès et rester motivé.

Conclusion : Les défis de la perte de poids en perspective

La perte de poids peut être un défi difficile à relever pour de nombreuses personnes. Elle exige une volonté ferme, une discipline rigoureuse et un engagement à long terme. Dans ce chapitre, nous avons examiné les mythes courants sur la perte de poids et les stratégies efficaces pour perdre du poids de manière saine et durable. Cependant, malgré les efforts et les connaissances nécessaires, il y a des obstacles inévitables à la perte de poids.

L'un des principaux obstacles est le manque de temps et la vie trépidante. Les gens ont souvent du mal à trouver le temps de cuisiner des repas sains et à faire de l'exercice régulièrement en raison de leur emploi du temps chargé. En outre, la perte de poids peut également être compliquée par des problèmes de santé sous-jacents tels que des troubles hormonaux ou des maladies chroniques.

Une autre barrière à la perte de poids est le manque de soutien social. Les changements de mode de vie nécessaires pour perdre du poids peuvent être difficiles à réaliser seul. Le soutien de la famille et des amis peut faire une grande différence en offrant encouragement, responsabilité et motivation.

Enfin, la persévérance est également un défi clé dans la perte de poids. Beaucoup de gens commencent un programme de perte de poids avec beaucoup d'enthousiasme, mais abandonnent après quelques semaines ou mois. Il est important de comprendre que la perte de poids durable nécessite une approche à long terme et des changements de mode de vie durables.

Malgré ces défis, il est important de se rappeler que la perte de poids peut être atteinte avec de la patience, de la persévérance et un plan de perte de poids efficace et réaliste. Les avantages d'une perte de poids réussie sont nombreux, allant de la réduction des risques de maladies chroniques à l'amélioration de la confiance en soi et de la qualité de vie. En gardant cela à l'esprit, il est possible de surmonter les obstacles et de réaliser les objectifs de perte de poids pour une vie plus saine et plus heureuse.

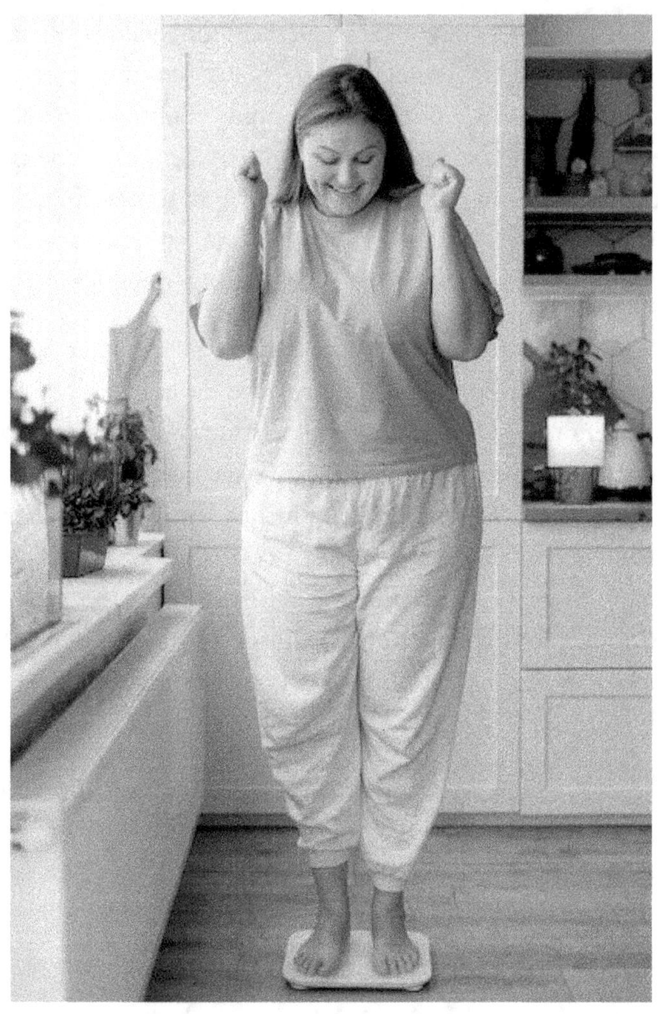

Source Image freepik.com

Maintenir sa perte de poids

Dans ce chapitre, vous allez apprendre l'importance de maintenir sa perte de poids et les différentes stratégies qui peuvent aider à y parvenir. Nous aborderons les obstacles qui peuvent se présenter dans la maintenance de la perte de poids, y compris la gestion des rechutes, et les clés pour maintenir sa perte de poids sur le long terme.

La première partie de ce chapitre aborde l'importance de maintenir sa perte de poids et les avantages pour la santé à long terme. Ensuite, nous présentons différentes stratégies pour maintenir sa perte de poids, notamment la pratique régulière d'activité physique, la surveillance de son alimentation et le suivi régulier de son poids. Nous discutons également de la manière dont les habitudes de sommeil, la gestion du stress et la communication peuvent avoir un impact sur la maintenance de la perte de poids.

Cependant, il est important de comprendre que la maintenance de la perte de poids peut être difficile, avec des obstacles tels que la perte de motivation, les situations sociales et les événements stressants de la vie. Dans la troisième partie de ce chapitre, nous examinons les différents obstacles qui peuvent se présenter et comment les surmonter pour atteindre ses objectifs de maintien de la perte de poids.

Enfin, nous abordons la gestion des rechutes, qui peuvent survenir malgré les meilleures intentions et efforts. Nous proposons des stratégies pour se remettre sur les rails après une rechute et pour éviter que cela ne se reproduise à l'avenir.

En somme, ce chapitre fournit des conseils pratiques pour maintenir sa perte de poids et éviter la reprise de poids à long terme, tout en reconnaissant les défis qui peuvent survenir dans le processus.

Introduction : Pourquoi est-il important de maintenir sa perte de poids ?

La perte de poids peut être un défi difficile à relever pour de nombreuses personnes. Elle exige une volonté ferme, une discipline rigoureuse et un engagement à long terme. Dans ce chapitre, nous avons examiné les mythes courants sur la perte de poids et les stratégies efficaces pour perdre du poids de manière saine et durable. Cependant, malgré les efforts et les connaissances nécessaires, il y a des obstacles inévitables à la perte de poids.

L'un des principaux obstacles est le manque de temps et la vie trépidante. Les gens ont souvent du mal à trouver le temps de cuisiner des repas sains et à faire de l'exercice régulièrement en raison de leur emploi du temps chargé. En outre, la perte de poids peut également être compliquée par des problèmes de santé sous-jacents tels que des troubles hormonaux ou des maladies chroniques.

Une autre barrière à la perte de poids est le manque de soutien social. Les changements de mode de vie nécessaires pour perdre du poids peuvent être difficiles à réaliser seul. Le soutien de la famille et des amis peut faire une grande différence en offrant encouragement, responsabilité et motivation.

Enfin, la persévérance est également un défi clé dans la perte de poids. Beaucoup de gens commencent un programme de perte de poids avec beaucoup d'enthousiasme, mais abandonnent après quelques semaines ou mois. Il est important de comprendre que la perte de poids durable nécessite une approche à long terme et des changements de mode de vie durables.

Les stratégies pour maintenir sa perte de poids

La perte de poids est souvent considérée comme un défi difficile à relever, mais maintenir cette perte peut être tout aussi difficile. ("Motivation perte de poids : suivez ces conseils") Après avoir atteint un poids santé, il est important de mettre en place des stratégies pour maintenir cette perte de poids à long terme. Dans cette section, nous explorerons les différentes stratégies pour maintenir une perte de poids, en examinant les habitudes de vie saines, l'activité physique, la nutrition, la motivation et la gestion du stress.

L'une des stratégies les plus importantes pour maintenir sa perte de poids est d'adopter des habitudes de vie saines. Cela peut inclure des habitudes telles que dormir suffisamment, réduire la consommation d'alcool, éviter le tabac, ainsi que la gestion du stress. Le stress chronique peut causer des perturbations hormonales et affecter le sommeil, deux facteurs importants dans la perte de poids. La méditation, le yoga et la respiration profonde sont des exemples de techniques de gestion du stress qui peuvent être utiles.

L'activité physique est également importante pour maintenir la perte de poids. Il est recommandé de pratiquer au moins 150 minutes d'activité physique modérée ou 75 minutes d'activité physique vigoureuse chaque semaine. ("Activité physique : activité intense ou modérée? Mesurez facilement 1 ...") Il est important de choisir une activité physique qui convient à son mode de vie et qui est amusante et stimulante. Les activités en groupe, telles que le sport, le yoga ou la danse, peuvent être utiles pour maintenir la motivation et la régularité.

La nutrition est également un élément clé pour maintenir la perte de poids. Il est important de continuer à manger des aliments sains, tels que des légumes, des fruits, des grains entiers, des protéines maigres et des graisses saines. Les régimes restrictifs peuvent être difficiles à suivre sur le long terme, il est donc important de trouver un équilibre qui convient à son mode de vie et qui est durable à long terme.

La motivation est un autre élément clé pour maintenir la perte de poids. Il peut être utile de se fixer des objectifs à court et à long terme pour maintenir la motivation. Les objectifs à court terme peuvent être utiles pour maintenir la motivation à court terme, tandis que les objectifs à long terme peuvent aider à maintenir la motivation à long terme. Il peut également être utile de suivre sa progression, en mesurant régulièrement son poids et en notant les changements dans les habitudes alimentaires et l'activité physique.

Enfin, la gestion du stress peut également être importante pour maintenir la perte de poids. Le stress chronique peut entraîner une prise de poids, il est donc important de trouver des moyens de gérer le stress de manière saine et efficace. Les techniques de gestion du stress, telles que la méditation, le yoga ou la respiration profonde, peuvent être utiles.

Les obstacles à la maintenance de la perte de poids

La maintenance de la perte de poids peut être un véritable défi pour de nombreuses personnes. En effet, de nombreux obstacles peuvent survenir sur le chemin de la perte de poids, mais également après avoir atteint son objectif. L'un des principaux obstacles à la maintenance de la perte de poids est le retour aux anciennes habitudes alimentaires et à un mode de vie sédentaire. Après avoir atteint son objectif de poids, il est essentiel de continuer à adopter des habitudes alimentaires saines et de pratiquer une activité physique régulière pour éviter de reprendre du poids.

Un autre obstacle courant est le stress. Le stress peut entraîner une prise de poids en augmentant la production de cortisol, une hormone qui favorise le stockage des graisses. Les personnes qui font face à un stress important peuvent être tentées de manger des aliments réconfortants et riches en calories, ce qui peut entraver leurs efforts de maintien de la perte de poids. Il est donc important d'apprendre à gérer son stress et de trouver des alternatives saines pour faire face aux situations stressantes.

La pression sociale peut également être un obstacle à la

maintenance de la perte de poids. Les personnes qui ont réussi à perdre du poids peuvent faire face à des pressions sociales pour abandonner leur régime alimentaire sain et participer à des activités qui impliquent de la nourriture et des boissons riches en calories. Il est important de trouver un équilibre entre maintenir des habitudes alimentaires saines et profiter de la vie sociale.

Enfin, un autre obstacle peut être le manque de sommeil. Le manque de sommeil peut affecter le métabolisme et augmenter la faim, ce qui peut entraîner une prise de poids. Il est donc important de veiller à avoir suffisamment de sommeil de qualité pour maintenir une perte de poids réussie.

La gestion des rechutes

La gestion des rechutes est un aspect important dans le maintien de la perte de poids à long terme. Les rechutes peuvent survenir pour différentes raisons telles que le stress, les changements de vie, les événements sociaux, ou tout simplement la fatigue ou la faim. Il est important de comprendre que les rechutes sont normales et qu'elles ne signifient pas nécessairement un échec. Au contraire, il est important de voir les rechutes comme des opportunités d'apprentissage pour comprendre ce qui a mal tourné et ce qu'il faut faire différemment pour éviter de tomber à nouveau dans les mauvaises habitudes.

Pour gérer les rechutes, il est important de se fixer des objectifs réalistes et réalisables, et de se donner suffisamment de temps pour les atteindre. Il est également important de se concentrer sur les progrès réalisés plutôt que sur les échecs, et de ne pas se décourager en cas de rechute. Les personnes qui réussissent à maintenir leur perte de poids sont souvent celles qui ont un plan de secours pour faire face aux situations difficiles. Par exemple, elles peuvent prévoir des collations saines à emporter lorsqu'elles sont en déplacement, ou planifier des activités de remplacement pour les jours de mauvais temps où il est difficile de faire de l'exercice.

La gestion des rechutes implique également de savoir quand demander de l'aide. Si vous vous sentez dépassé par la situation, n'hésitez pas à parler à un ami, un membre de la famille, un professionnel de la santé ou un conseiller. Ils peuvent vous aider à trouver des moyens de gérer le stress et de surmonter les obstacles au maintien de votre perte de poids.

En fin de compte, il est important de comprendre que la maintenance de la perte de poids est un processus continu qui nécessite un engagement constant. Les rechutes ne sont pas un échec, mais plutôt une occasion d'apprentissage et de renforcement. En suivant des stratégies efficaces pour maintenir votre perte de poids, en faisant face aux obstacles et en sachant quand demander de l'aide, vous pouvez surmonter les défis et maintenir une vie saine et équilibrée sur le long terme.

Conclusion : Les clés pour maintenir sa perte de poids sur le long terme.

La perte de poids peut être un défi important, mais maintenir cette perte de poids à long terme peut être encore plus difficile. Cependant, cela est essentiel pour éviter de reprendre le poids perdu et retrouver une bonne santé. Pour y parvenir, il est important de mettre en place certaines stratégies efficaces et de comprendre les obstacles et les défis potentiels.

Tout d'abord, il est important de garder à l'esprit que la perte de poids est un processus à long terme qui nécessite des changements durables dans le mode de vie. Des habitudes alimentaires saines, une activité physique régulière et une gestion efficace du stress sont essentielles pour maintenir une perte de poids à long terme.

Ensuite, il est important d'être réaliste quant aux objectifs de poids et de ne pas s'attendre à des résultats spectaculaires en peu de temps. En effet, des études ont montré que des pertes de poids lentes et régulières sont plus durables que des pertes de poids rapides.

En outre, il est important de se concentrer sur les progrès

plutôt que sur les échecs, car il est courant de rencontrer des obstacles sur la voie de la perte de poids. Apprendre à gérer ces obstacles et à se concentrer sur les progrès réalisés peut aider à maintenir la motivation.

Enfin, il est important de rester engagé et de ne pas abandonner ses habitudes saines, même après avoir atteint son poids cible. Cela signifie continuer à suivre un régime alimentaire équilibré et à pratiquer une activité physique régulière.

Conclusion

Au cours de ce livre, nous avons abordé plusieurs aspects de la santé et du bien-être, tels que la nutrition, l'exercice physique, le sommeil, la gestion du stress, les défis de la perte de poids et la maintenance de cette dernière. Nous avons vu que tous ces éléments sont interconnectés et qu'une approche holistique est essentielle pour mener une vie saine et équilibrée.

En matière de nutrition, nous avons vu l'importance de suivre un régime alimentaire équilibré et varié, en incluant tous les groupes alimentaires nécessaires. Nous avons également examiné différents régimes et méthodes de perte de poids et souligné l'importance d'une approche personnalisée pour perdre du poids de manière saine et durable.

Nous avons également vu l'importance de l'exercice physique et comment l'intégrer dans notre routine quotidienne pour en tirer les nombreux bienfaits, tels que la gestion du poids, la réduction du stress et l'amélioration de la santé cardiovasculaire. Nous avons également examiné les différentes formes d'exercice physique, notamment l'entraînement en force, le cardio-training et les sports d'équipe, et nous avons expliqué comment trouver un équilibre entre ces différentes formes d'exercice.

Nous avons également souligné l'importance du sommeil pour la santé et le bien-être, ainsi que les conséquences néfastes d'un sommeil insuffisant ou de mauvaise qualité. Nous avons proposé des stratégies pour améliorer la qualité de notre sommeil, notamment en adoptant des habitudes de sommeil saines, en limitant l'exposition à la lumière bleue des écrans, et en créant un environnement de sommeil propice.

En outre, nous avons abordé la gestion du stress, qui est un élément essentiel de la santé et du bien-être. Nous avons vu les différents types de stress et les conséquences néfastes d'un stress chronique sur la santé, et nous avons proposé des stratégies pour gérer le stress, telles que la pratique de techniques de relaxation, l'activité physique, l'adoption de habitudes de sommeil saines et la communication avec les autres.

Enfin, nous avons examiné les défis de la perte de poids et la manière de maintenir une perte de poids sur le long terme. Nous avons souligné les obstacles à la perte de poids, tels que les habitudes alimentaires malsaines, le manque d'activité physique et le stress, et proposé des stratégies pour surmonter ces obstacles.

Dans l'ensemble, ce livre 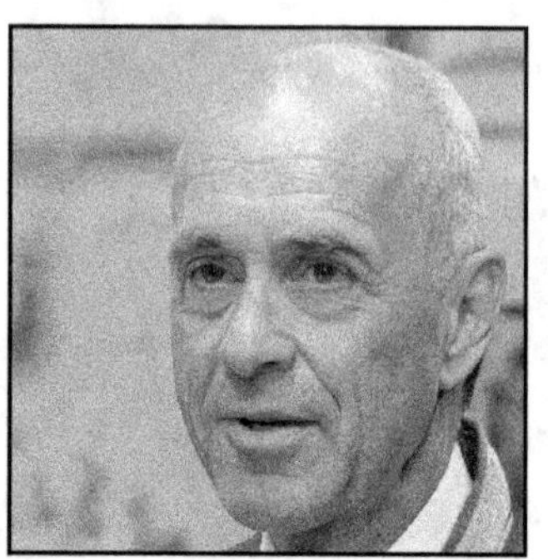 *a été conçu pour fournir des informations pratiques et scientifiques sur la manière d'adopter une approche holistique de la santé et du bien-être, en intégrant la nutrition, l'exercice physique, le sommeil, la gestion du stress et la perte de poids. Nous espérons que ce livre vous a apporté des connaissances utiles pour mener une vie plus saine et équilibrée, et nous vous encourageons à mettre en pratique ces stratégies dans votre vie quotidienne.*

Croyez en vous !

Docteur Thomas PETIT

www.ingramcontent.com/pod-product-compliance
Lightning Source LLC
Chambersburg PA
CBHW071024250726
48653CB00005B/1699